L'AUDACE

Groupe Eyrolles
61, bd Saint-Germain
75240 Paris Cedex 05

www.editions-eyrolles.com

Illustrations de l'intérieur : studio Eyrolles - Shutterstock

ISBN : 978-2-212-56234-7

Didier Durandy
Renaud Thomazo - Pascal Vancutsem

L'AUDACE

MODE D'EMPLOI

Comment adapter votre niveau d'audace à chaque situation

EYROLLES

SOMMAIRE

PARTIE I

REMERCIEMENTS

Qu'il me soit permis de remercier toutes les personnes qui ont contribué à l'élaboration de ce livre, qu'il s'agisse :

> des lecteurs de mon précédent livre *L'audace de réussir* qui m'ont demandé d'aller plus loin dans l'étude de l'audace ;

> de toutes les personnes que j'ai coachées et sur lesquelles j'ai *testé* mes techniques d'audace ;

> des membres de ma famille, et plus particulièrement, ma fille Géraldine, mon frère Christian pour leurs conseils judicieux ;

> de ma compagne Martine pour son soutien pendant la rédaction de cet ouvrage.

Un mot de remerciement également à toute l'équipe d'Eyrolles – et surtout à Marguerite Cardoso – pour me faire confiance une troisième fois...

Enfin et surtout, je voudrais remercier :

> Pascal Vancutsem, ainsi que son assistante Jessica Petit qui s'est complètement impliquée dans ce projet ; Pascal, sans qui ce livre n'aurait pas vu le jour, n'a pas ménagé son temps et son énergie pour adapter ses grandes connaissances techniques aux besoins de nos lecteurs lors d'innombrables séances de travail avec moi ;

> Renaud Thomazo, auteur de nombreux ouvrages historiques aussi riches que passionnants, qui a bien voulu condenser son immense savoir sur l'histoire de France en un chapitre unique sur l'audace française à travers les âges !

PRÉFACE

Août 1792. La patrie est en danger. Un homme se dresse face aux monarques coalisés qui aspirent à envahir la terre de France pour faire échec à la Révolution. Il se nomme Georges Jacques Danton, un personnage haut en couleur, devenu un mythe pour tous ceux qui placent la liberté au-dessus de toutes les autres valeurs. Brillant orateur, il n'hésite pas à haranguer le peuple – au plus fort de la tourmente – pour mobiliser toutes les énergies. Les formules pleuvent et marquent à jamais la pensée collective. Certaines entreront dans l'histoire : « Il nous faut de l'audace, encore de l'audace, toujours de l'audace, et la France sera sauvée ! » Audacieux, Danton l'était assurément, plus que personne. Il n'hésitait pas à s'engager, ses convictions étaient fortes. Cela va souvent de pair. On se bat – quitte à se mettre en danger – pour ce qui nous tient à cœur. Nombre de révolutionnaires – Danton en premier lieu – l'ont payé de leur vie. Mais que vaut une existence sans rêve ? Que vaut une vie où l'on ne se mettrait jamais en position de le réaliser ? Les audacieux ne se posent jamais ces questions. Ils y répondent par leurs actes. En prenant des risques, ils sont eux-mêmes et suivent leur chemin. L'histoire nous dit que les audacieux ne réussissent pas toujours. Mais elle nous montre aussi que l'audace conduit très souvent à l'acte héroïque.

Mais qu'est-ce que l'acte héroïque de nos jours ? Qu'est-ce que l'audace du reste ? C'est en répondant à ces deux questions que j'ai compris l'importance de lui consacrer un ouvrage.

Jamais l'audace n'avait été une caractéristique aussi essentielle qu'en ce moment. Il y a dans l'audace une volonté permanente d'aller là où les autres ne vont pas, de tenter des expériences nouvelles, rompant les équilibres établis, bousculant tout ce qui semble normé, pour découvrir de nouveaux axes de développement, des failles propices à l'innovation et à la création.

Les audacieux n'ignorent pas le risque mais préfèrent appréhender la vie sous l'angle d'opportunités à saisir. Ils se disent qu'ils pourront contourner les difficultés. Ils ne sont pas inconséquents mais aventuriers. Ils veulent aller au bout de leurs idées. Ils veulent réaliser leurs désirs les plus fous et sont disposés pour cela à emprunter des routes chaotiques. Leur combat peut être de tout ordre. Il peut être de nature économique, social ou idéologique. Peu importe le domaine d'actions, les audacieux utilisent presque toujours des voies et des techniques identiques.

L'audacieux est par nature un leader. Son envie de réaliser de grandes choses le porte à prendre les devants et à inspirer les autres. Songez au *Manifestant inconnu*. Nous sommes en 1989, sur la place Tiananmen, et chacun garde en tête l'image invraisemblable de cet homme qui se dresse seul face à une colonne de chars pour bloquer sa progression. Il n'avait sans doute pas réfléchi plus avant à la portée de son acte mais voilà bien ce que nous pouvons tous qualifier d'acte audacieux. L'audace peut prendre d'autres formes, comme celle d'un combat, celui d'une vie, celui de Nelson Mandela, qui n'a pas hésité à sacrifier la majeure partie de son existence – passée derrière les barreaux – pour en finir avec l'*Apartheid* ou encore celui des frères Wright qui ont signé les premiers pas de l'aviation moderne alors même que rien ne les prédisposait à cela. Si ce n'est une formidable envie de réussir. Une formidable envie d'entreprendre.

Et c'est là que j'ai eu le déclic en étudiant l'ouvrage de Didier Durandy, de Pascal Vancutsem et de Renaud Thomazo que vous tenez entre vos mains ! Il n'est pas simplement utile, abordant une caractéristique fondamentale de la personnalité, il est aussi très actuel et complet. À chaque époque, il faut un moteur de croissance. L'innovation, la créativité et la volonté d'entreprendre sont les ingrédients actuels qui nous promettent des lendemains plus heureux et plus équilibrés. Dans cette quête, les audacieux vont jouer un rôle déterminant. Les trois auteurs ont réalisé un formidable travail d'équipe pour vous faire découvrir l'audace à travers leurs approches et leurs sensibilités particulières.

Lisez ce livre et vous aurez plus d'atouts en main pour développer l'audace qui germe en vous et qui vous donnera des ailes. C'est elle qui vous donnera l'envie de pousser une porte, de tenter ce que votre voisin ne fera pas, de prendre des risques mesurés et de laisser courir votre imagination. Pour vivre finalement.

Les audacieux sont animés d'un désir perpétuel d'entreprendre. Cela tombe bien, c'est ce dont nous avons besoin aujourd'hui. Alors vive les audacieux !

Gérald Karsenti

Avril 2015

AVANT-PROPOS

« Et si tout le monde faisait comme vous ? » Cette question est sans doute celle que l'on me pose le plus souvent depuis l'âge de 6 ans, alors que pendant une récré j'avais modifié l'agencement de ma classe de CP que je trouvais mal exposée par rapport au soleil !

Et je continue de répondre inlassablement : « Comprends pas... » En fait la question est mal posée, car c'est son corollaire qui est sous-entendu : « Est-ce que cela vous dérangerait de faire comme tout le monde ? » Mais cela ne changerait pas grand-chose à ma réponse, puisque je ne regarde pas – ou ne vois pas – ce que fait tout le monde... Carence ou talent ? C'est selon...

Ce qui est certain, c'est que l'audace commence là où « faire comme tout le monde » s'arrête. Et si l'on nous exhorte à l'audace en permanence : le pape François, Obama, nos dirigeants français, le Medef, La Cité de la Réussite, ou même Aubade avec sa ligne de « nuisettes mini-bikini audacieuses », c'est bien parce qu'il y a un besoin important d'audace à l'époque actuelle !

En fait, nous pouvons **tous** faire preuve d'audace. Et nous allons non seulement vous le prouver, mais vous donner les moyens de vous libérer, de prendre du plaisir dans ce que vous faites et dans la façon de le faire.

Cependant, selon l'étude Ipsos de 2014 « L'audace & les Français[1] », 64 % de la population de notre pays considère que la France est moins audacieuse qu'il y a trente ans ; ce qui est en soi positif car cela montre que nous savons faire !

Quant à nous, nous sommes donc passés à l'action !

Nous, c'est-à-dire Pascal Vancutsem qui est à l'origine de ce projet car il se refuse à croire que l'on ne peut pas faire bouger quelqu'un, l'historien Renaud Thomazo qui a étudié les plus grands coups d'audace de l'histoire de France, et moi-même à travers mes expériences dans le domaine du coaching en audace avons décidé de créer un triumvirat musclé pour

---

[1] Tous les pourcentages qui sont cités dans cet ouvrage font référence à cette étude ; ils sont mentionnés avec leur aimable autorisation.

permettre à chacun et chacune d'entre vous de dépasser les réflexions du type « L'audace c'est pour les autres », en vous donnant les moyens de vous dire : « Moi aussi ! »

Vous allez le constater tout au long de votre lecture : l'audace est un « phénomène » très personnel que nous interprétons à notre façon : goût du jeu, ambition, liberté de penser et d'agir, participation au progrès, aide à la communauté qui nous entoure, mais surtout l'envie – voire le besoin – de trouver notre voie et d'aller au bout de nos capacités pour vivre intensément les trop courtes années que nous passons sur la planète Terre...

Et puis, pour être très franc, ce qui existe déjà est moins exhaltant que de partir à la conquête de l'impossible !

INTRODUCTION
THE SKY'S NOT THE LIMIT[1]...

Commençons par vous, en vous posant une première question :

Quelles ont été vos trois principales motivations pour acheter ce livre ?

Pourquoi un mode d'emploi sur l'audace ?

Nous aurions pu intituler ce livre *Lettre ouverte aux audacieux qui s'ignorent !* Mais il n'y aurait pas eu les notions d'acquisition de techniques et d'entraînement, fondamentales pour progresser.

Lorsque vous achetez un nouveau matériel, qu'il s'agisse d'un téléphone ou d'un ordinateur, on vous remet un mode d'emploi qui vous permet de dépasser le niveau d'utilisation intuitive, et sans lequel il vous serait impossible d'utiliser toutes ses capacités ; or celui-ci n'a d'intérêt que si vous possédez déjà ce matériel. Eh bien, l'audace fait partie de ce matériel que vous possédez, et nous allons vous en proposer le mode d'emploi.

C'est l'objet de ce livre !

Pourquoi maintenant ?

Lorsque vous observez votre environnement, vous êtes frappé par la multitude : multitude de personnes qui cherchent le même emploi que vous, multitude d'hommes et de femmes qui rêvent de rencontrer l'oiseau rare, multitude de consommateurs qui veulent le même produit, multitude de familles qui vont en vacances sur les mêmes plages ou les mêmes pistes de ski, dans les mêmes restaurants... toujours en même temps.

Il se crée alors une forme de fatalisme, de passivité, largement relayée par nos gouvernants et les médias, qui nous incite à prendre notre mal en patience, à nous comporter de manière résolue face à notre sort. Nous ne

---

1 Le ciel n'est pas la limite...

sommes pas loin de la philosophie des croque-morts : « Mourez, on s'occupe du reste ! »

La queue aux péages, aux enregistrements des aéroports, aux bureaux de poste, aux caisses de supermarchés, aux stations essence. La queue pour obtenir un document administratif, pour voir un responsable de Pôle Emploi. La queue pour obtenir un rendez-vous avec un ophtalmo en province, pour être soigné aux urgences des grandes villes pour un bras cassé...

Et puis...

L'exposition à la fois permanente et immédiate aux médias et au grand public, par le biais d'Internet, a pour conséquence que, quoi que vous fassiez, quoi que vous disiez, quoi que vous écriviez, il se crée une forme d'opposition systématique à votre initiative. Que ce soit pour des raisons d'éthique, d'énergie, d'environnement, de normes, de laïcité, d'égalité hommes-femmes, on trouve toujours un groupe dont l'objet est de contrer toute initiative pouvant déséquilibrer l'ordre établi ou tout changement susceptible de déranger certains. Pour être cynique, si la voiture était inventée aujourd'hui, pourrait-on l'homologuer ? *Quid* de l'avion, du téléphone, du scooter ? Quand on voit la réaction des taxis au concept des VTC, on ne peut que constater la difficulté à faire preuve d'audace au XXIe siècle !

Quelles sont donc vos options ?

En fait, il n'y en a pas tant que cela :

1. Vous laisser entraîner dans la spirale perverse du repli sur soi et de la passivité : en passant plus de temps à regarder la télé afin d'accroître votre docilité, en prenant votre mal en patience et en vous disant que cela pourrait être encore pire.

2. Vous révolter en critiquant tout, en vous plaignant de tout à tout le monde pour vous défouler : vos collègues de bureau, votre conjoint, vos amis ; peut-être même en plaquant tout pour vous enrôler dans l'armée des ombres, traverser le Sahara en VTT, tester des maillots de bains antirequins dans les Caraïbes ou traverser la Manche la nuit en kite-surf avec une lampe de poche...

3. Suivre la voie royale de l'audace qui vous permet à la fois de sortir des sentiers battus et de la routine, de réaliser les choses exceptionnelles qui vous correspondent, et de vous faire plaisir dans l'action.

C'est donc le parti pris de la troisième option qui va guider nos pas dans ce livre, car chaque succès se prépare, se gère, puis se mérite, à partir des atouts que vous possédez déjà. Tout ce qui suit est conçu pour vous guider, tel un parcours initiatique, vers un développement de vos capacités à faire preuve d'audace, aussi bien ponctuellement que systématiquement.

Dans la **première partie**, nous vous ferons réfléchir sur votre audace (chapitre 1), sur le concept de l'audace, sur vos projets (chapitre 2) et vos motivations à faire preuve d'audace (chapitre 3) ; puis Renaud Thomazo vous prouvera dans le chapitre 4 que l'audace est une qualité historiquement bien française, et que nous pouvons être fiers des exploits et réalisations de nos prédécesseurs, bien qu'il ne soit pas toujours facile de séparer le mythe de la réalité.

Dans le **cahier central**, nous vous proposerons une **méthodologie en sept étapes** pour traiter toute situation avec le niveau d'audace qui vous correspond.

Dans la **deuxième partie**, vous allez vous exercer à faire preuve d'audace dans trois domaines de niveaux croissants : penser (chapitre 5), dire (chapitre 6) et agir (chapitre 7). Enfin, le chapitre 8 rédigé par Pascal Vancutsem vous apportera des précisions passionnantes sur la façon dont fonctionne notre cerveau, en s'appuyant sur les dernières techniques de l'approche neurocognitive et comportementale. Il est le complément indispensable des encadrés « L'avis de l'expert » que vous trouverez dans le livre.

À la fin de l'ouvrage, nous vous proposons un résumé des notions étudiées, intitulé **Les points clés du livre,** destiné à vous servir d'aide-mémoire pour accompagner vos expériences dans les domaines passionnants de l'audace.

À la fin des chapitres 1, 2, 3, 5, 6 et 7, une rubrique « **À vous de jouer !** » vous permettra de tester votre imagination sur des cas vécus ayant fait appel à l'audace ; les actions réellement mises en place vous seront communiquées en contactant : quiz@durandy.net ; celles-ci ont été traitées sans agressivité, violence ou menace d'aucune sorte.

Afin de solliciter votre imagination, chacune de ces rubriques est précédée d'un cas réel présenté avec la solution qui a été appliquée ; vous observerez que c'est en réfléchissant différemment, en provoquant l'environnement, en imaginant une histoire, en s'éloignant des normes et des habitudes, en observant la situation sous un angle original, bref en ignorant le conformisme, que les solutions ont été trouvées.

Et maintenant, partons pour l'aventure, et... bonne lecture !

PARTIE I

Historiquement, croyez-vous que le feu, la roue, le vaccin, la machine à vapeur, l'automobile, l'avion, la puce électronique, le bikini, ont été imaginés, inventés, conçus, réalisés, mis au point, appliqués, sans audace ?

Croyez-vous que des hommes et des femmes comme vous et nous ont traversé les mers en bateau, en avion, en dirigeable, à la rame, sans audace ?

Certains y ont perdu leur vie, tels Mermoz, Nungesser & Coli. D'autres ont réussi, tels Lindbergh, Blériot, Maud Fontenoy.

Mais ils étaient tous mus par une envie insatiable d'avancer, de progresser, d'innover, bref de réussir.

Cette première partie a pour objectif de vous motiver, en vous incitant à vous identifier à ces héros qui ont fait la France que nous admirons et que le monde entier respecte et, surtout, vous donner foi en vous car, finalement, ils n'ont rien de plus que vous hormis la force du mental que vous allez acquérir ici.

C'est pourquoi nous terminerons cette partie en laissant Renaud Thomazo évoquer les personnages historiques qui ont fait que l'audace et son concept, sont maintenant profondément ancrés dans la culture française depuis deux millénaires.

Mais tout d'abord, nous allons nous intéresser à vous.

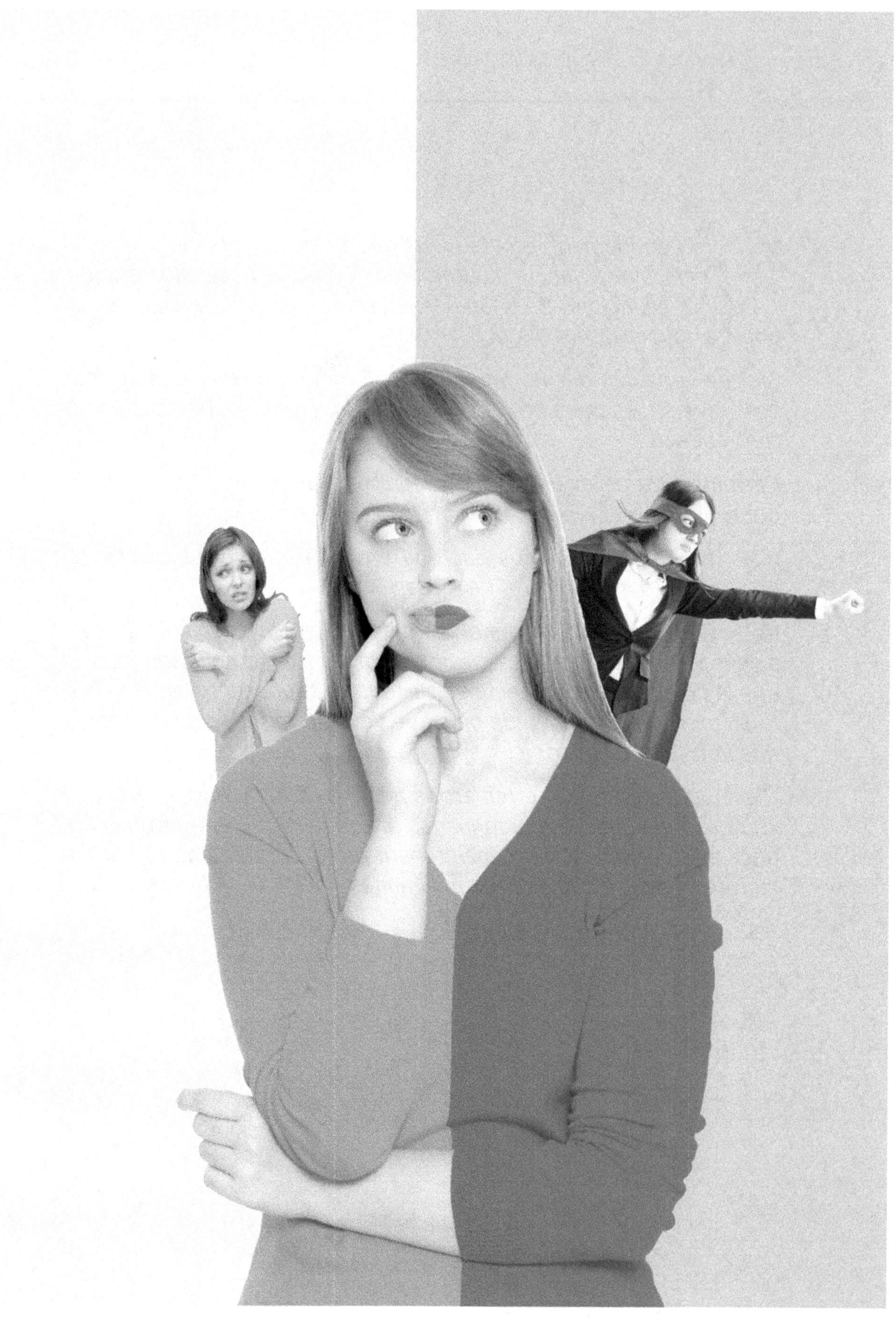

Chapitre 1

VOUS ET L'AUDACE : FAISONS LE POINT

Vivre, c'est être audacieux.
Et vous, est-ce que vous vivez vraiment ?

L'objectif de ce chapitre est de vous aider à démystifier l'audace, et de vous convaincre progressivement que – vous aussi – vous en avez déjà fait preuve, quel que soit le niveau auquel vous l'avez appliquée, car vous êtes certainement plus audacieux que vous ne voulez bien l'avouer. Et dans ce cas, il va être intéressant d'analyser vos « coups d'audace », et de déterminer comment et pourquoi vous les avez réussis, afin de vous permettre de capitaliser sur vos expériences personnelles dans les chapitres suivants.

Vos héros préférés

Nous avons besoin de héros, non pas pour les traiter comme des demi-dieux, mais pour les imiter, nous en inspirer, les égaler, voire les dépasser. C'est comme cela que de grandes choses sont réalisées !

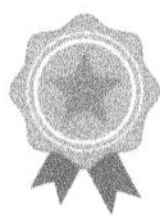

L'avis de l'expert

Dans le cadre de notre développement personnel, l'inspiration que nous pouvons trouver auprès de certains est fondamentale ; nous avons tous besoin de modèles pour grandir ; il ne s'agit pas de copier les autres, mais bien de se construire. À ce titre, le professeur Henri Laborit disait : « Et finalement, nous devons nous rendre compte que ce qui pénètre dans notre système nerveux depuis la naissance, et peut-être avant *in utero*, les stimuli qui vont pénétrer dans notre système nerveux nous viennent essentiellement des autres. Nous ne sommes que les autres. »

Il ne s'agit évidemment pas uniquement de personnages militaires ou politiques, mais également de chercheurs (Louis Pasteur...), de sportifs (Éric Tabarly...), de créateurs (Yves Saint Laurent...), d'inventeurs (Henry Ford...), et de grands bâtisseurs (Gustave Eiffel...).

Les personnages historiques français qui vous impressionnent le plus

Pouvez-vous noter trois noms ? NB : ce n'est pas grave s'il s'agit toujours de Jeanne d'Arc, de Napoléon et du général de Gaulle...

. . . .

. . . .

. . . .

Vos héros planétaires dans l'histoire du monde

Pouvez-vous noter trois noms ? NB : Jules César, Charlemagne, Gandhi, sont qualifiés...

. . . .

. . . .

. . . .

Vos héros actuels

Autour de vous : famille, amis...

Pouvez-vous noter trois noms ? NB : on ne le répétera pas, promis...

. . . .

. . . .

. . . .

Dans le monde : politique, militaire, culturel, humanitaire...

Pouvez-vous noter trois noms ? NB : c'est certainement plus difficile, mais il y en a...

. . . .

. . . .

. . . .

Vos héros imaginaires

Au cinéma

Pouvez-vous noter trois noms ? NB : Indiana Jones, Batman, Colombo ?

. . . .

. . . .

. . . .

Dans les romans

Pouvez-vous noter trois noms ? NB : OSS 117, SAS, Sherlock Holmes ?

. . . .

. . . .

. . . .

Que demandez-vous à un héros ?

Pouvez-vous citer trois qualités ? NB : infatigable, déterminé, immortel ?

. . . .

. . . .

. . . .

Votre niveau d'audace

Paradoxalement, l'idée que nous nous faisons de notre audace est assez différente de celle que nous nous faisons de celle des autres... En effet, 16 % seulement des Français considèrent leurs compatriotes audacieux, alors que 39 % se considèrent eux-mêmes audacieux.

Or nous avons tous un niveau d'audace habituel, dans lequel nous nous reconnaissons.

Lorsque quelqu'un vous dit : « Moi je ne suis pas audacieux », c'est simplement qu'il s'est convaincu tout seul qu'il ne l'était pas ! Mais en fait, il faut de l'audace pour dire cela en public et s'échapper comme une souris...

Pouvez-vous indiquer le niveau que vous vous attribuez sur un curseur de 0 à 10[1] ?

En général :

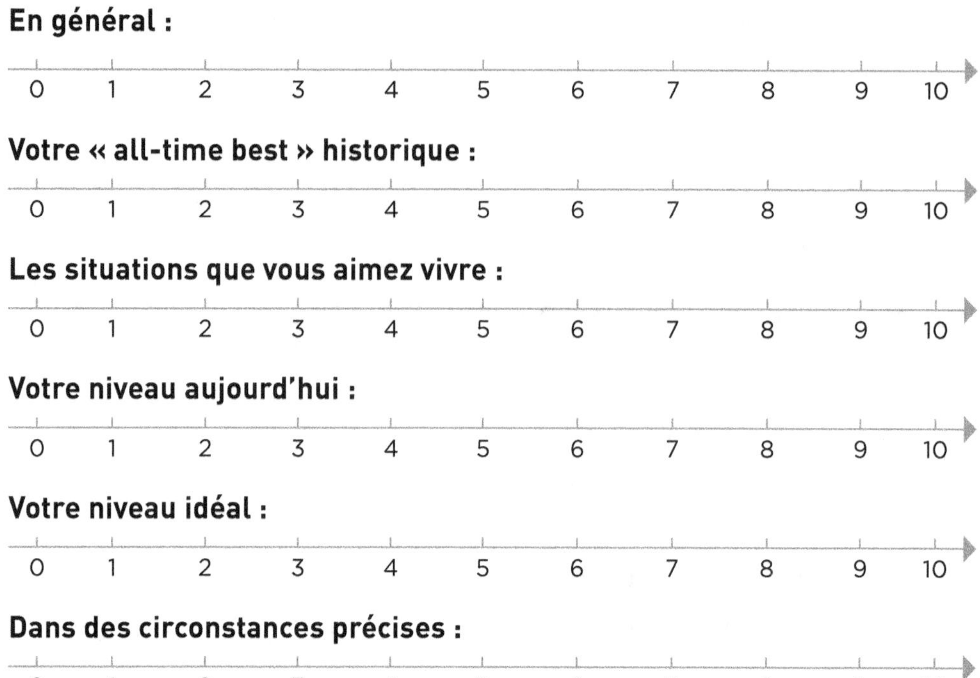

Votre « all-time best » historique :

Les situations que vous aimez vivre :

Votre niveau aujourd'hui :

Votre niveau idéal :

Dans des circonstances précises :

Revenons sur votre all-time best

Qu'est-ce qui a fait que vous ayez pu vous sentir capable d'être audacieux à cette occasion ?

Votre réponse en une phrase :

. . . .

	Oui	Non
Avez-vous pris du plaisir sur le moment ?		
En êtes-vous encore fier aujourd'hui ?		
Pourriez-vous le refaire, voire faire mieux ?		

▇▇▇▇ Vos réalisations et vos limitations

Vous ressentez souvent à la fois un sentiment de fierté pour vos réalisations (et peut-être même en êtes-vous le premier surpris !) et une forme de frustration devant les opportunités d'audace que vous n'avez pas vues sur le moment, ou su saisir à temps. Mais vous ne savez pas pourquoi !

---

1 Il faudra reprendre vos chiffres au chapitre 2.

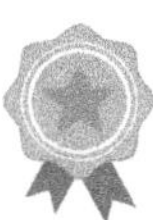 ## L'avis de l'expert

De par notre construction nous sommes empiriques, que cela soit sans nous poser de questions, ou en expérimentant des situations ; en effet, l'empirisme est un de nos principaux automatismes ; sa limite est qu'il ne nous permet pas de capitaliser sur nos expériences ; mais heureusement nous avons également la fabuleuse aptitude à donner du sens.

Afin de sortir de cette logique empirique, Il est fondamental de chercher à mieux vous connaître et, pour cela, de vous questionner pour mieux comprendre les raisons de vos réussites et de vos échecs.

Quels sont vos plus beaux exploits ?

Qu'il s'agisse du domaine personnel, professionnel ou sentimental, pouvez-vous lister les trois principaux ci-dessous ?

. . . .

	Oui	Non
Est-ce que l'audace vous a aidé ?		
Si vous avez répondu non, pensez-vous que vous auriez fait mieux avec de l'audace ?		
Si vous avez répondu oui, pensez-vous que vous auriez fait encore mieux avec plus d'audace ?		

Quelles sont vos limitations typiques ?

Vous les connaissez bien ! Si en tant que client, passager, touriste, usager de la SNCF ou de la route, cotisant, contribuable..., vous faites face à des interlocuteurs qui sont plus habitués à gérer la multitude qu'à apporter une solution à votre requête, vous devez vous sentir frustré de ne pas pouvoir faire preuve d'audace sur le champ afin d'avoir gain de cause...

En effet, ce type d'échange génère généralement des réponses insatisfaisantes à vos questions : « Pourquoi ? Comment ? Quand ? Est-ce que ? », du fait du manque de personnel qualifié pour cause de pauses, congés, RTTs, arrêts maladie, formation, etc., sans oublier le manque fréquent d'intérêt dans leur job et/ou de fierté dans le fait de vendre un service.

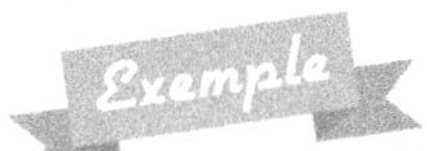

Exemple de dialogue lamentable dans un magasin d'électroménager de Guérande :
« Pouvez-vous m'expliquer la différence entre ces trois lave-linge ?
— Je ne connais pas les réponses par cœur... »

Si vous ne réagissez pas sur le moment, ceci est généralement dû à des limitations que vous vous imposez, du genre : « Tant pis », « On ne va pas se bagarrer pour ça », « On ira ailleurs », ou, pire encore : « On va prendre un air désolé pour demander encore plus gentiment afin de finir par obtenir gain de cause. » Mais comme cette façon de ligaturer votre personnalité ne vous convient pas vraiment, vous allez compenser, prendre sur vous, critiquer après coup pour vous défouler... À cette tactique à la fois vaine et dévalorisante, nous préférons vous vendre de l'audace ! Des solutions à ce problème seront proposées au chapitre 6.

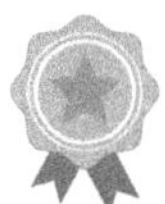 ## L'avis de l'expert

Nous sommes programmés pour nous satisfaire. Si cette démarche est contrariée, nous risquons de mal le vivre et nous finirons le plus souvent par l'exprimer de façon indirecte voire négative.

Répondez aux cinq questions suivantes.

	Jamais	Rarement	Quelquefois	Souvent	Toujours
1. Dans l'avion, le train, le métro, une personne vous semble sympathique. Vous trouvez un moyen de lui adresser la parole.					
2. À l'enregistrement de l'aéroport, vous essayez de vous faire surclasser.					
3. Au restaurant, vous demandez la table qui vous plaît si elle est libre, sinon vous sortez.					
4. Vous négociez d'abord, ou c'est plutôt oui ou non tout de suite.					

	Jamais	Rarement	Quelquefois	Souvent	Toujours
5. Si la réponse d'un fournisseur/vendeur ne vous convient pas, vous demandez à voir son superviseur ou le patron.					

Avez-vous tendance à vous autolimiter ?

Parmi les principaux freins à l'audace cités par les Français, 67 % concernent la peur d'échouer, 51 % la peur des critiques et du ridicule, 42 % le manque de soutien et 42 % la peur du regard des autres.

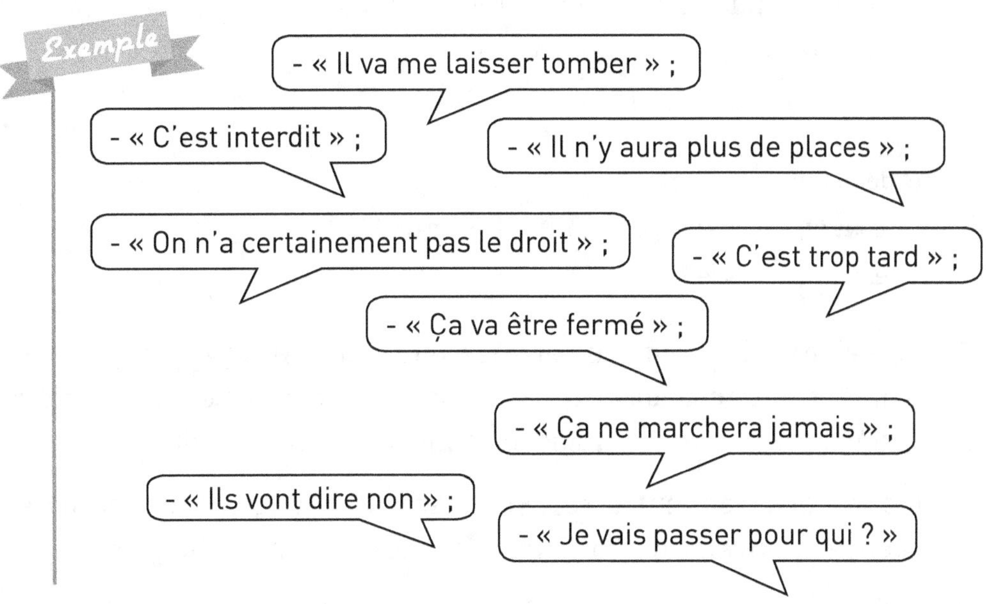

Vous avez tendance à vous limiter[1]...	Oui	Non
– En n'essayant pas ?		
– En sabotant inconsciemment votre approche par un ton désolé ?		
– En prenant conseil auprès de personnes que vous savez être pessimistes, négatives ou peut-être même potentiellement jalouses de votre succès éventuel, car elles vont vous dissuader d'essayer ?		

---

1 Cf. le paragraphe sur les relations toxiques au chapitre 7...

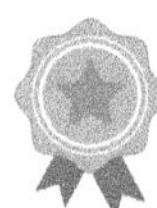 ## L'avis de l'expert

La peur d'échouer est une de nos principales incohérences, puisque pour réussir il faut aussi accepter d'échouer. Également, de par notre besoin d'appartenance à notre tribu, nous sommes sensibles au regard de l'autre et à l'image sociale. Enfin, étant des animaux sociaux, nous avons besoin de vivre en tribu ce qui implique notre recherche de soutien.

Êtes-vous timide ?

Si le fait d'être timide n'empêche pas d'entrevoir la solution, pour des raisons de positionnement dans un groupe, par crainte du ridicule, et surtout par aversion de concentrer les regards sur lui, le timide ne peut réagir en temps réel ; il a donc tendance à se contenter d'imaginer qu'il aimerait faire – ou aurait aimé faire – plutôt que de le faire...

	Oui	Non
Cette définition vous correspond-elle ?		
Si oui, vous êtes-vous surpris à sortir de votre timidité ?		
Cela s'est-il bien passé ?		

En général, la réponse est non, car la timidité pousse à l'acte, plus par réaction à une forme de culpabilité que par volonté de réussir. Ce qui a pour effet que le timide vient vite se réfugier de nouveau dans la timidité...

Or, les timides peuvent être extrêmement audacieux quand ils se « lâchent », à l'inverse des introvertis qui ne peuvent pas bouger[1].

Ce qui est surprenant, c'est de réaliser que des célibataires puissent croiser brièvement des dizaines – voire des centaines de personnes – chaque jour dans la rue, au bureau, dans le métro, dans le train, dans l'avion, dans les magasins, mais qu'ils soient incapables de faire preuve de la moindre audace lorsqu'ils se sentent attirés par une personne en particulier. Résultat : personne ne bouge !

En revanche, lorsque les mêmes célibataires s'inscrivent sur des sites de rencontres, ils sont beaucoup plus proactifs avant même de rencontrer physiquement l'autre personne. Une façon de se rassurer en se disant que l'on est là pour ça ?

---

[1] Nous proposerons des solutions adaptées aux timides au chapitre 6.

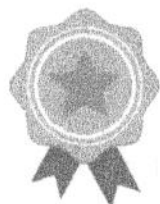 ## L'avis de l'expert

En effet, lorsque nous avons un objectif ambitieux à atteindre, il nous faut d'abord créer les conditions qui nous permettent de changer d'état mental pour mobiliser les ressources que nous possédons de toute façon.

Combien d'opportunités ratées ?

Réfléchissez au nombre de personnes que vous côtoyez sans vous parler en un jour, en un mois, en un an, depuis l'âge de 10 ans : 100 000 ? 1 million ?

Vos réponses :

. . . .

Maintenant, réfléchissez au nombre de personnes avec qui vous avez parlé sans vraiment communiquer depuis un mois, depuis un an, depuis l'âge de 10 ans : 50 000 ? 500 000 ?

Vos réponses :

. . . .

Sans avoir vu vos réponses, nous devinons que les chiffres sont vraisemblablement assez effrayants ! Mais maintenant, cela appartient au passé...

Votre style d'audace à vous

Quel est le cadre habituel dans lequel vous avez tendance à faire preuve d'audace ?

Lorsque vous n'avez rien à perdre, lorsque vous êtes entouré de témoins (ou au contraire seul), lorsque vous désirez vraiment quelque chose, lorsque vous êtes exaspéré par quelque chose ou quelqu'un, lorsque vous vous sentez agressé, menacé ?

Ou plutôt lorsque vous regardez la montagne, la mer, le ciel, la foule dans la rue ?

En une phrase :

. . . .

. . . .

Réactive ou proactive ?

Chacun de vous est plutôt enclin, soit à saisir une opportunité qui se présente à vous, soit à la déclencher pour faire suite à une idée, un nouveau concept, qui vous traverse l'esprit.

Les deux approches sont tout aussi estimables ; l'audace réactive étant plus situationnelle et l'audace proactive étant plus imaginative, sans qu'il y ait de jugement de valeur entre les deux ; il faut juste vous reconnaître et activer votre capacité d'audace dans le domaine qui vous convient le mieux.

Audace réactive

Une opportunité se présente. Vous la saisissez : nous verrons dans le chapitre 3 quels sont vos moteurs (goût du jeu, de l'aventure ou du challenge, ennui, humanisme...) ; on vous consulte souvent pour résoudre des crises familiales ou professionnelles, car on sait qu'avec vous les choses vont bouger.

Il s'agit en fait d'une forme de tri automatique lié à vos domaines d'intérêt. Si vous n'êtes pas intéressé par la peinture, on peut vous proposer une expo, une conférence, une œuvre à un prix intéressant, vous ne ferez jamais preuve d'audace. Car la motivation est la base de l'audace.

	Jamais	Rarement	Quelquefois	Souvent	Toujours
Est-ce votre cas ?					

Audace proactive

Dans cette hypothèse, il ne s'agit pas de profiter d'une opportunité qui se présente à vous, mais de la créer.

Vous désirez faire évoluer les choses, innover ; ce qui divise le monde en deux parties : ceux que vous attirez et ceux que vous dérangez.

Il faut concevoir un nouveau planning des commandes dans une usine textile ; vous prenez l'initiative de divorcer si vous n'êtes pas heureux ; vous démissionnez pour créer votre propre entreprise ; vous changez de région si la vôtre ne vous convient pas.

	Jamais	Rarement	Quelquefois	Souvent	Toujours
Est-ce votre cas ?					

Dans les faits, nous ne sommes jamais tout à fait l'un ou tout à fait l'autre. Il s'agit plutôt d'une tendance à être plutôt réactif ou plutôt proactif face à l'audace.

Dans cette hypothèse, où placez-vous le curseur ?

Réactif ←———————————— ? ————————————→ Proactif

Spontanée ou réfléchie ?

Il convient de faire la distinction entre ces deux approches. Dire oui en temps réel, sauter sur une occasion de crainte de la rater, s'engager par goût du challenge, accepter une responsabilité sur-le-champ… Tout cela est à indiquer dans la rubrique de l'audace spontanée. Le besoin de changement, d'aventure, d'air frais, de challenges en font également partie. Les ventes aux enchères sont souvent à inscrire dans la même catégorie.

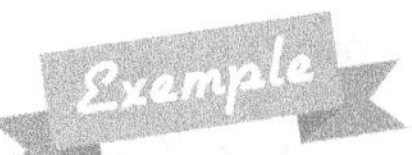

– Barras donne une minute à Bonaparte pour accepter le commandement de l'armée d'Italie en 1796.

Réponse de Bonaparte : « Ne perdez pas votre temps ! La réponse est oui. » On peut noter ici une double audace :

a) accepter de commander une armée en déroute ;

b) prendre son interlocuteur de vitesse en public.

– Trois sous-marins français ont l'audace de quitter le port de Toulon le 27 novembre 1942 sans concertation avec leur état-major après l'invasion de la zone libre par les Allemands.

	Jamais	Rarement	Quelquefois	Souvent	Toujours
Est-ce votre cas ?					

L'audace réfléchie est l'inverse. Elle est planifiée. Elle peut être soit réalisée seul (la Transat en solitaire) ou dans le cadre d'un groupe (les expéditions dans l'espace). On a déjà du plaisir dans la préparation, ce qui rend l'échec éventuel plus facile à supporter. On évalue les risques et les aléas et on lance l'action (cf. Chapitre 7).

	Jamais	Rarement	Quelquefois	Souvent	Toujours
Est-ce votre cas ?					

Encore une fois, nous ne sommes jamais tout à fait l'un ou tout à fait l'autre. Il s'agit plutôt d'une tendance à être plutôt spontané, ou plutôt réfléchi face à l'audace.

Dans cette hypothèse, où placez-vous le curseur ?

Spontanée ⟵———————— ? ————————⟶ Réfléchie

Innée ou acquise ?

En ce qui concerne l'importance de votre audace actuelle, elle peut être totalement innée ou bien progressivement acquise par l'entraînement. À ce propos, 50 % des Français pensent que l'audace est innée, alors que 43 % pensent que cela s'apprend...

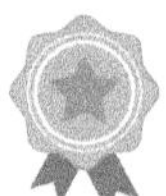

L'avis de l'expert

En partant du postulat que nous avons tous la capacité mentale d'être audacieux, il s'agit donc de mettre en place les moyens pour y accéder et développer ainsi notre niveau d'audace.

Dans le premier cas, vous êtes tombé dans la marmite étant petit. Vous avez toujours fait des expériences plus ou moins heureuses, mais rien ne vous a arrêté. Et comme la meilleure défense est l'attaque, vous avancez. Vous êtes un « audacieux ».

Statistiquement, si vous réussissez plus de coups d'audace que vous n'en ratez, vous êtes gagnant. Et puisque c'est le cas, vous continuez.

Vous ne comprenez pas les passifs, défaitistes et autres perdants. En plus, ils vous ralentissent, ce qui est difficilement supportable.

Vous avez bousculé vos parents, vos frères et sœurs, vos professeurs, puis votre hiérarchie, votre conjoint, vos enfants...

Pas facile dans cette configuration de garder un patron, des collègues, des compagnes... Les amis c'est différent : il leur suffit d'espacer les entrevues.

Le schéma est souvent le même, et en trois temps : on vous admire, puis on vous envie, enfin on cherche à vous éloigner car vous êtes trop dérangeant.

Nous allons vous aider à mieux cibler votre audace, à faire des économies d'énergie et à moins bousculer votre entourage pour des enjeux souvent secondaires.

Votre nouvelle devise : « Live and let live[1]. »

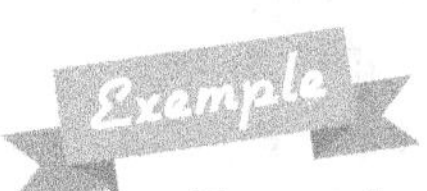

- Churchill disait : « J'aime que les choses bougent. Et si elles ne bougent pas, je fais en sorte qu'elles bougent. »

- À propos de Richard Branson : « Avec Virgin Galactics, il compte bien un jour créer la première compagnie aérienne capable d'aller dans l'espace. »

- Le fabricant de voitures de courses Carroll Shelby répondait, lorsqu'on lui demandait quelle était sa voiture préférée : « The next one[2]. »

Pour chaque situation, pensez à vous poser la question : « Je sais que je suis audacieux, mais cela vaut-il le coup ici ? »

Dans le deuxième cas, vous n'êtes pas un excité. Votre audace s'est développée avec le temps. Vous l'avez expérimentée, entretenue, ciblée, voire renforcée, progressivement. Pour la simple raison que cela fonctionne. Cela vous parle, mais vous voudriez aller encore plus loin, tout en en comprenant les mécanismes. Vous faites preuve d'audace sans être un audacieux exacerbé.

Il se trouve juste que l'option « audace » est entrée dans votre logiciel, afin de vous propulser hors des sentiers battus et grimper vers les sommets, comme un turbo dans un moteur moderne.

Car les difficultés de la vie, la concurrence à tous les niveaux, les déceptions accumulées, vous incitent à quitter l'approche **normale** pour vous rapprocher de votre vocation et vous réaliser. Avec le plaisir en prime.

Votre nouvelle devise : « Ici et maintenant. »

En parlant de Napoléon III qui n'avait pas montré son audace très tôt, Thiers disait en 1848 : « C'est un crétin qu'on mènera. » On a vu la suite…

Ici également, nous ne sommes jamais tout à fait l'un ou tout à fait l'autre. Il s'agit plutôt d'une tendance à être plutôt audacieux naturellement ou

---

1   Vivre et laisser vivre.
2   La prochaine…

plutôt par acquisition à travers l'expérience et les opportunités vécues. Dans cette hypothèse, où placez-vous le curseur ?

Innée ←————————— ? —————————→ Acquise

À partir de maintenant, pour chaque situation que vous rencontrez, posez-vous la question : « Puisque je sais que je peux être audacieux, pourquoi ne pas l'exprimer en faveur d'une grande cause ? »

Problèmes ou projets ?

Certains d'entre nous sont plutôt audacieux dans la recherche de solutions à des problèmes existants, alors que d'autres sont plus attirés par la gestion de nouveaux projets. La principale différence entre les deux réside dans le fait qu'un problème possède un nombre fini (limité) de solutions.

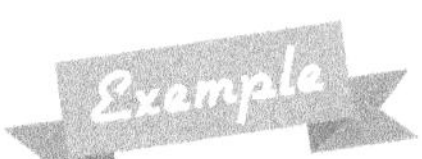

Vous vous êtes engagé à livrer une machine-outil à un client au port de Dunkerque demain ; votre unique camion vient de tomber en panne ; vous avez combien de solutions réalistes pour assurer la livraison à temps ? 3 ? 5 ? 10 ? Pas beaucoup plus… Leur nombre est limité, quel que soit le niveau d'audace employé.

Dans le cas d'un projet, vous entrez dans l'infini (illimité) puisque, aussi bien le sujet traité que l'approche utilisée n'ont pas de limites.

Vous venez de divorcer et vous désirez rencontrer la future femme de votre vie ! Combien de solutions s'offrent à vous ? Vous abonner à un club de sport, de yoga, de bridge, de lecture, de voyages ? Entrer dans une ONG ou une association culturelle ? Vous inscrire dans des sites de rencontres ? Acheter un chien pour vous promener dans le parc avant dîner ? Rejoindre une troupe de théâtre itinérante ? Organiser des soirées chez vous avec des amis d'amis ? Participer à des marathons ou des randonnées ? Partir en croisière pendant un mois ? Donner des cours d'anglais à des adultes ? Les solutions sont infinies !

CAS VÉCU N° 1 : CHALLENGE ET SOLUTION

Le cas vécu ci-dessous est présenté comme un challenge, suivi de la solution qui a été réellement adoptée.

○ Nous insistons sur l'importance du constat, car il représente la clé de la solution à appliquer.

EXPOSÉ DU CHALLENGE

La France organise une exposition dans le grand magasin Seibu à Tokyo pour les PME exportatrices régionales et vous envisagez de soumissionner dans votre région pour prendre en charge la communication, les contacts commerciaux, la prospection, ainsi que l'accompagnement sur place.

Vous ne connaissez rien sur le Japon ; vous n'y êtes jamais allé ; et naturellement vous ne parlez pas la langue.

Mais vous avez décidé d'obtenir le contrat d'accompagnement des vingt entreprises inscrites, lesquelles couvrent des secteurs à la fois techniques et variés.

CONSTAT

Si l'on a besoin de vous, c'est que ni le gouvernement, ni les fabricants français ne savent comment préparer une expédition au Japon, ni traiter avec des Japonais. Pour obtenir le contrat, il faut leur proposer une solution complète.

NOTRE SOLUTION

Vous allez au Jetro (Japan External Trade Organization) à Paris. Vous demandez à voir le directeur ; vous lui demandez s'il a dans son personnel une Japonaise bilingue qui aimerait revenir dans sa famille pour trois semaines, billet AR Paris-Tokyo payés ; en échange elle offre son aide en France pour la préparation de la mission et la traduction des brochures ; puis au Japon pour l'organisation des rendez-vous et l'assistance sur place ; il vous propose Kumiko, qui dit oui tout de suite. Vous demandez alors une réunion avec le gouvernement et les exportateurs pour vous présenter, sans engagement ; vous arrivez avec votre assistante-interprète, Kumiko, la seule Japonaise dans la salle ; vous avez le dossier ; la mission a été un succès.

À VOUS DE JOUER !

Les exercices suivants sont des cas vécus qui ont été sélectionnés en fonction du besoin d'audace qu'ils nécessitaient pour réussir.

À vous de trouver des solutions aussi audacieuses – voire plus audacieuses – que celles qui ont été mises en place pour atteindre l'objectif fixé...

Réponses sur demande exclusivement par e-mail à : quiz@durandy.net.

1 Vous passez près de l'académie militaire de Westpoint en voiture vers 18 heures, et vous savez qu'il y a un hôtel à l'intérieur pour les invités et les familles des militaires. Vous avez décidé de dormir sur place, alors que vous ne connaissez personne.

> **Votre solution ?**

. . . .

2 Vous assistez à une scène surréaliste dans le bus. Un homme arrache le petit chien du panier d'une passagère assise et le jette de l'autre côté du bus... La passagère fond en larmes. Les autres passagers sont tétanisés, momifiés. Il faut défendre cette femme.

> **Votre solution ?**

. . . .

3 Un escroc argentin connu arrive à votre banque vers 14 heures pour encaisser une grosse somme de Travelers Checks volés. La police ne sera sur place que dans vingt minutes. Il a 50 ans ; vous en avez 29. Le patron de votre succursale refuse de prendre le risque de le recevoir car c'est trop dangereux. Mais il faut le faire attendre, et vous êtes le seul à parler espagnol...

> **Votre solution ?**

. . . .

4 Lors d'un cocktail, vous demandez à une relation amicale habitant Montréal ce qu'elle fait pour Noël. Elle : « Encore rien décidé. » Vous : « Pourquoi ne pas venir passer les fêtes avec moi à Pasadena, ha ha ? » Elle : « D'accord. » (NDA : vous venez d'emménager dans votre famille et votre maison ne sera libre que le 10 janvier...). Catastrophe. Vous ne pouvez pas la loger, mais vous tenez quand même à ce qu'elle vienne.

> **Votre solution ?**

. . . .

MAIS AU FAIT : QU'EST-CE QUE L'**AUDACE** ?

> *« L'audace, c'est le talent que les autres n'ont pas. »*
>
> *Citation plus ou moins inventée...*

Tout d'abord, quelle est votre définition à vous de l'audace ?

Pouvez-vous la formuler en une phrase :

. . . .

. . . .

Pas de définition satisfaisante pour tous

Les dictionnaires aiment bien comparer l'audace au fait d'oser, au courage et à la bravoure... En fait l'audace, c'est un peu tout cela, mais avec un plus, comme nous allons le voir.

Et puis, soyons réalistes : l'audace est très difficile à définir !

La preuve en est que les définitions indiquées dans les interviews que nous avons menées sont toutes différentes. Il s'agit en fait d'un concept subjectif qui ne répond pas aux mêmes critères pour tout le monde.

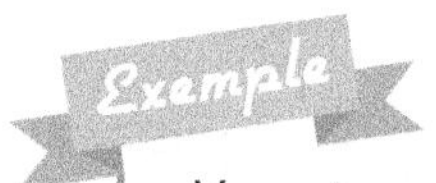

Vous trouvez qu'Émile Zola a été très audacieux de faire paraître son article « J'accuse » dans le journal de Clemenceau, puisqu'il a été condamné à un an de prison ferme après avoir échappé à un assassinat dans lequel son avocat a été blessé. Mais d'autres personnes ne sont pas plus impressionnées que cela... Question de critères et de valeurs personnels.

À ce stade, il peut être opportun de revenir rapidement sur les notions d'audace et d'audacieux, et nous y reviendrons dans le chapitre 4 sur l'histoire de France afin de bien les différencier.

L'audacieux ne sait pas faire autrement qu'être audacieux ; s'il n'y a pas d'opportunités qui s'offrent à lui, il les crée ; au mieux, la réalité du monde tel qu'il est ne l'intéresse pas, et au pire il la rejette. Mais dans les deux cas, il veut la transformer.

L'audace est généralement ponctuelle : il s'agit d'un coup d'audace, qui n'est pas l'apanage d'un audacieux. Nous allons voir que les timides peuvent être capables de grands coups d'audace s'ils se retrouvent dans des situations où par exemple leur survie ou leur fierté est challengée.

Est-ce que tout le monde souhaiterait être audacieux ? Probablement pas, car certains d'entre vous ressentent certainement le besoin d'être rassurés par un environnement stable, routinier ou protégé par Big Brother, le droit social, la communauté, la société...

Nous vous proposons d'aborder le sujet selon trois critères différents afin de nous familiariser avec le sujet.

Les effets positifs de l'audace

Essayons tout d'abord d'examiner les principaux effets positifs de l'audace sur son acteur en huit points :

> Elle donne de l'adrénaline, comme toute initiative dont on n'est pas certain de l'issue, puisqu'elle nous entraîne vers l'inconnu. De toute façon, comme le dit le docteur Jacques Fradin, directeur de l'Institut de la médecine environnementale, « l'imprévu est plus probable que le prévu ».

> Elle peut être indifféremment un moyen (en vue d'un résultat) ou une fin (pour le plaisir, ou pour se forcer à sortir de la routine).

> Elle représente de façon certaine une preuve d'intelligence (puisqu'il s'agit de faire mieux que les autres...).

> Elle est essentiellement noble et valorisante intellectuellement. En effet, il s'agit d'une attitude positive conduisant à l'estime de soi : « Non seulement je l'ai imaginé, mais je l'ai fait ! » L'audace enrichit la vie.

> Elle autorise à faire quelque chose, indépendamment de ce que font les autres, de ce qu'ils pensent, de ce qu'ils s'interdisent.

> Elle permet de faire le tri entre ce qui n'est *vraiment* pas possible et ce que l'on *pensait* ne pas être possible.

> Elle permet d'éviter les craintes par rapport au hasard, les regrets et autres autocritiques du type : « Si j'avais su ! », en acceptant l'improbable comme mode de vie (inondation, tremblement de terre, accident d'avion ou de voiture, balle perdue dans la rue, etc.).

> Enfin, l'audace consiste à s'engager. C'est-à-dire à refuser que ce soit les événements, les circonstances ou les tiers qui décident de votre avenir ou de votre sort à votre place...

Le contraire de l'audace

Six aspects peuvent être soulignés.

> La démission intellectuelle : « Ce n'est pas moi le patron », « Ils n'ont qu'à le faire eux, montrer l'exemple », « C'est leur problème », « C'est comme cela », « On n'y peut rien ».

> La routine, les normes et les règles lénifiantes : « On n'a certainement pas le droit », « On a toujours fait comme ça ».

> La passivité, l'inhibition, l'immobilisme... qui consistent à rêver de faire quelque chose et à en rester là. On se contente de l'existant sous le couvert du fameux « On verra plus tard ».

> Le refus d'effectuer des essais sans garanties de succès, ou avec des chances limitées de réussite.

> Le risque pur, qui ne se confond pas avec l'audace : l'audace comporte une notion de risque, mais elle est fondée sur la recherche de résultats, non pas sur la recherche d'assouvissement du risque...

> Enfin la dominance ne doit pas être confondue avec l'audace, car elle aliène l'individu en cherchant à le contrôler, à l'orienter, à le soumettre. Alors que l'audace a pour effet de libérer, de motiver, d'encourager...

Ce que l'audace n'est pas

Nous avons identifié quatre caractéristiques qui ne satisfont pas les critères de noblesse de l'audace.

Juste oser

On « ose » faire quelque chose. Mais l'audace est justement ce quelque chose que l'on a choisi de faire.

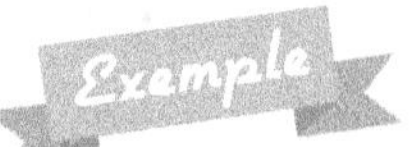

> Si l'audace consiste à se convaincre que l'on peut inviter à danser la plus belle femme de la soirée, oser consiste à se diriger vers elle.
>
> On vous propose une voiture d'occasion à 400 € ; vous savez que le propriétaire est pressé de la vendre ; l'audace consiste à lui proposer 200 € ; mais il faut « oser » lui dire et prendre le risque d'essuyer un refus.

En fait, oser s'apparente à lutter contre sa timidité et la peur de l'échec.

En outre, oser, ou avoir du culot, est différent de l'audace : l'audace est un choix parmi plusieurs options ; oser est simplement le lancement de l'action ; on devrait dire : oser l'audace, comme oser l'attaque, oser sortir de la réunion, oser se lever de table ou s'en aller...

Ne pas oser, c'est ne rien faire, continuer comme avant, faire comme si l'on n'avait pas entendu, prendre l'option la plus sûre ou la plus économique, etc.

Provoquer pour provoquer

Il est beaucoup plus facile de provoquer que de faire preuve d'audace. Mais il ne s'agit pas d'une condition préalable. Au contraire la provocation peut accompagner l'audace en tant que moyen mais surtout pas comme fin.

Laissons la provocation aux politiques, aux journalistes, aux militaires, aux syndicats, aux peintres et sculpteurs, aux metteurs en scène...

La provocation pose un problème mais ne le résout pas ; au contraire, elle est dépendante de la réaction de ceux qui sont provoqués.

Par opposition, l'audace propose des solutions.

Foncer

Notre histoire nationale est riche d'exemples de fonceurs, aussi bien enthousiastes que désespérés, mus par un activisme désordonné.

Il y a une notion d'héroïsme – souvent vain – dans le fait de foncer. On dit : foncer sur l'obstacle ; foncer sur l'ennemi ; foncer dans la foule ; foncer dans le brouillard ; foncer dans le mur.

Foncer sans se mettre en condition de réussir n'apporte pas grand-chose à son auteur, sinon la satisfaction primaire d'agir, de conserver l'initiative à tout prix, de ne pas pouvoir – ou savoir – attendre, quitte à s'autodétruire.

Réagir de façon primaire

Il s'agit souvent d'une réaction non raisonnée à une situation (défi, pari ou autres stimuli ?), ou à un sentiment de soumission, qui nous pousse à nous engager à tout prix. Ce genre d'attitude peut donner l'apparence de l'audace mais sans en avoir les caractéristiques positives.

Exemple

Les coups de tête, l'orgueil piqué au vif, les caprices, la témérité, le besoin de dominance...

L'audace peut être impulsive (si l'on est déjà prêt mentalement), intuitive (avec l'expérience), mais pas primaire ; elle passe par un raisonnement : qu'est-ce qui me convient le mieux à moi ? Qu'est-ce que je pourrais faire d'autre ? Qu'est-ce qui n'a jamais été fait jusqu'à présent ? C'est ce que se sont dit ceux qui ont décidé de traverser la Manche (en avion, en dirigeable à pédales et à la nage), d'aller sur la Lune, de traverser l'Atlantique à la rame ou le Pacifique, de faire le tour du monde en montgolfière !

Audace et originalité

Vu de l'extérieur, on pourrait penser qu'un audacieux est un original, et la confusion est d'autant plus facile que l'on aime bien cataloguer ceux qui font quelque chose, soit pour en diminuer l'importance, soit pour se convaincre que l'on a bien raison de ne rien faire.

Marginalité

Ce n'est pas parce qu'un marginal évolue à la marge du système qu'il est nécessairement audacieux. Son mode de fonctionnement naturel l'amène, par méfiance instinctive envers son environnement, à rejeter les cadres légaux, conventionnels, culturels...

Excentricité

Un excentrique (ex-centrique), de par son positionnement, est ressenti différent des autres mais ce n'est pas pour autant qu'il est forcément audacieux ; en revanche, par sa façon de voir les choses sous un autre angle, cela peut s'apparenter à de l'audace.

Instabilité

En ce qui concerne l'instabilité, ce n'est pas parce que l'on apprécie le changement géographique, matériel, ou professionnel que l'on est forcément audacieux. Ainsi, rechercher en permanence ce qui nous convient, ce qui nous motive et surtout ce qui permet de donner du sens à nos actions n'est pas un critère exclusif d'audace.

Extraversion et enthousiasme

Voici deux autres sources de confusion avec l'audace, bien qu'il n'existe aucun lien de cause à effet entre ces concepts. Ni l'extraverti ni l'enthousiaste ne sont nécessairement audacieux, mais ils sont vite assez convaincants et entraînants ; le premier extériorise ses états d'âme et ses sentiments, et le second donne à tort l'impression qu'il va suivre toutes les initiatives qui se présentent à lui.

L'audacieux est plus réfléchi, plus discret et plus profond dans ses réflexions afin de se donner toutes les chances de succès. Lorsqu'on lit les interviews des deux pilotes incroyablement audacieux de *Solar Impulse II*, on est saisi par leur calme, leur sérieux et leur professionnalisme.

Le positionnement de l'audace

Afin de visualiser la notion d'audace, nous avons pensé la positionner entre deux limites : la passivité et l'activisme forcené. L'audace se situerait donc dans une zone raisonnable, que nous appellerons : *Gamme opérationnelle de l'audace*. Nous vous la présentons dans le tableau ci-dessous, en soulignant ses limites inférieures et supérieures.

Gamme opérationnelle d'audace (GOA)

Si l'on estime que le risque est assez directement proportionnel au degré d'audace appliqué, on peut représenter leur relation sous forme de tableau à double entrée : le risque en abscisses, et le degré d'audace en ordonnées.

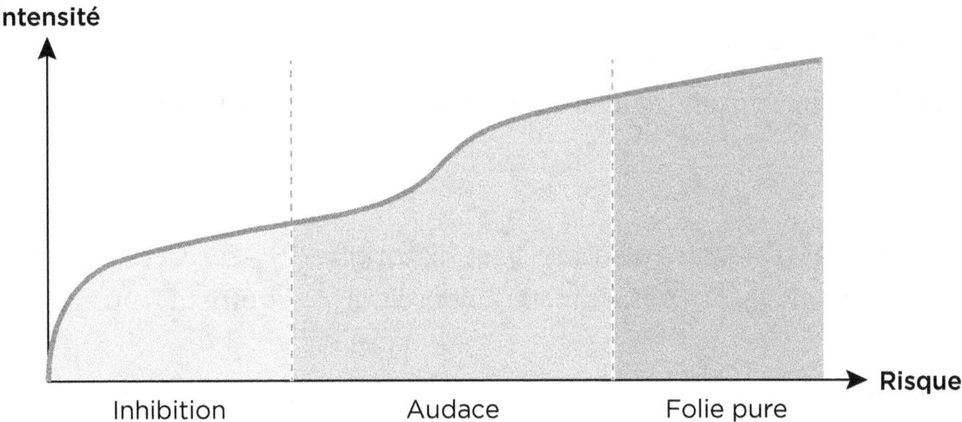

On note alors qu'en dessous d'un certain niveau d'audace il ne se passe rien : il s'agit de timidité, d'inhibition, de faiblesse, de passivité, quel que soit le terme que vous privilégiez. En revanche, au-delà d'un certain niveau d'audace, votre risque n'est plus contrôlable : l'audace poussée à l'extrême s'apparente à de la folie par son côté irréfléchi ou irréaliste. Or le dosage est à la fois subtil et délicat.

> **Exemple**
>
> Lorsque Jeanne d'Arc s'attaque aux défenses de Paris défendu aussi bien par les Parisiens que par les Anglais sans les troupes suffisantes pour une ville aussi importante, ses chances de succès sont beaucoup plus faibles que dans la libération d'Orléans ; s'il s'agit bien d'un formidable coup d'audace à Orléans, est-ce encore le cas pour Paris, ou plutôt un risque inconsidéré ?

Deux questions se posent alors : jusqu'où pouvez-vous faire preuve d'audace sans sombrer dans l'irraisonnable ? Et en cas de succès récurrents, quelle est la limite à vous fixer pour ne pas vous croire invincible, surhumain ou guidé par la main de Dieu ?

Entre l'inhibition et la folie pure, vous avez tous les éléments pour vous positionner car, selon cette hypothèse, chacun de nous possède une gamme d'audace opérationnelle.

Pour cela, il convient d'abord de l'identifier, puis éventuellement de la réajuster si elle ne vous convient pas, ou si elle ne vous permet pas d'obtenir le niveau de réussite auquel vous aspirez.

Test

En utilisant le tableau ci-dessous :

Pouvez-vous reprendre les réponses que vous avez indiquées dans le chapitre 1 ?

À savoir :
- en général (1) - votre all-time-best historique (2) – les situations que vous aimez vivre (3) – votre niveau aujourd'hui (4) – votre niveau idéal (5)

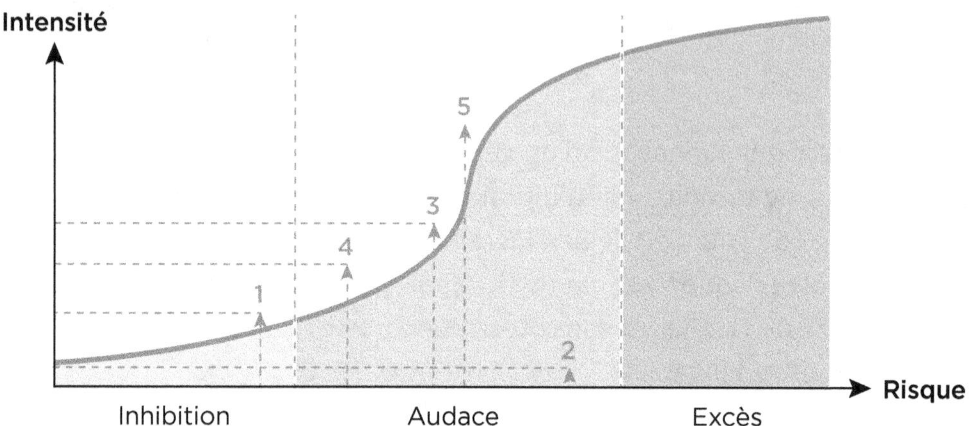

Le graphe 2 ci-dessus montre une courbe différente de la précédente ; en effet, à chaque personne correspond une courbe intensité/risque spécifique.

Vos réponses devraient vous aider à déterminer si vous avez tendance à faire preuve d'un grand degré d'audace avec peu de risque, ou au contraire d'un degré d'audace réduit mais assorti d'un risque élevé.

Dans ce dernier cas, il vous appartient de revoir à l'avenir votre approche des situations afin de rééquilibrer audace et risque !

Également, si le coup d'audace dont vous êtes le plus fier est très supérieur à votre niveau d'audace habituel, cela prouve que vous n'avez pas encore capitalisé sur votre capacité à faire preuve d'audace, et que vous bénéficiez d'une marge importante avant d'atteindre vos limites.

Les limites de l'audace

Le tableau précédent illustre bien l'adage : trop d'audace tue l'audace... Examinons quelques-unes des limites les plus classiques.

La répétition

Elle représente un piège à terme pour l'audace. Par son caractère répétitif, l'audace finit par être décodée par les tiers au risque de perdre de son impact. D'où la nécessité de renouveler votre approche.

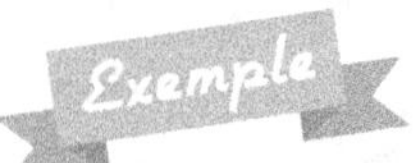

Les grands généraux tiennent peu compte des préceptes de Sun-Tsu dans l'art de la guerre ; ils sont fiers d'être pareils à eux-mêmes. Napoléon fait du Napoléon à Waterloo, Robert E. Lee fait du Robert E. Lee à Gettysburg, Rommel fait du Rommel à El-Alamein, Montgomery fait du Montgomery au pont d'Arnhem... au lieu d'utiliser la tactique de leurs ennemis pour les prendre à contre-pied...

Le contexte évolutif

Notre environnement est en perpétuelle évolution (« Seul le changement est permanent ») ; il peut évoluer dans un sens ou dans l'autre ; et ce qui était de l'audace n'en est plus ou bien ce qui était assez banal devient extrêmement audacieux, voire impossible aujourd'hui.

Le syndrome du joueur

Le cumul de victoires risque de créer chez son auteur une sensation d'invincibilité, culminant avec le défi que l'on s'impose à soi-même plus qu'aux autres : essayer encore une fois, une fois de plus, une dernière fois, et puis on arrête. C'est promis ! Il faut beaucoup de sagesse pour savoir jusqu'où ne pas aller trop loin, en évitant le trop-plein de challenges que l'on peut s'imposer sous forme de compensation... C'est bien Jean Cocteau qui a dit : « Le tact dans l'audace c'est de savoir jusqu'où on peut aller trop loin. »

La surmotivation

Elle résulte généralement d'un besoin de compensation qui s'appuie sur une passion – ou une expertise – poussée à l'extrême. Cet état mental, qui consiste à ne jamais se sentir satisfait, peut rendre aveugle à l'environnement et sourd aux conseils raisonnables de son entourage.

En revanche, si l'on est calé sur son énergie naturelle, il n'y a pas de raison d'échouer : on ne fait alors montre ni d'excitation, ni d'énervement ; on ressent juste une sensation de plaisir, de joie.

L'ego démesuré ou l'ambition irréaliste

Le manque de discrétion, d'humilité, n'est pas propice à l'audace. D'une part, il annihile une partie du crédit que l'on peut en retirer et, d'autre part, il risque de susciter au mieux de l'inquiétude auprès des frileux et, au pire, de l'opposition en cours de réalisation, juste pour voir ce qui se passe si l'on met quelques bâtons dans les roues au pire moment. Un excès de confiance en soi peut également pousser à aller trop loin, à dépasser les bornes.

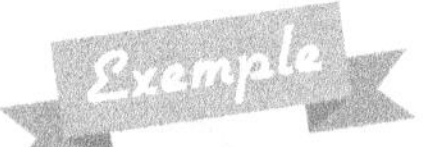

Une amie indienne s'est crue assez influente pour imposer la mode du sari en France en remplacement du blue-jean qu'elle jugeait démodé… Évidemment, personne n'a voulu la suivre !

Le besoin de se rassurer

Il est difficile de prendre des risques, d'innover, d'avancer à contre-courant, si l'on cherche en même temps à se rassurer en opérant un transfert de responsabilité sur les tiers en cas d'échec ; cela retire une partie de l'énergie dont l'audacieux a vraiment besoin. Le risque fait partie du système : on l'accepte ou on ne l'accepte pas.

De plus, le fait d'extérioriser une forme de doute autour de soi ne peut qu'inquiéter ses proches, son banquier, ses associés, ses techniciens, ses collaborateurs, dans le cas d'un projet professionnel.

S'il s'agit d'un projet personnel : fiançailles, mariage, organisation d'une soirée de 200 personnes, achat d'une maison en ruines, seule la confiance en son intuition ou en son jugement expérimenté pourra contribuer à la réussite de l'opération.

L'image négative de soi

Il est effectivement difficile d'être audacieux si l'on n'intègre pas au préalable un certain respect de soi, une certaine fierté pour ce que l'on a déjà réalisé et une certaine confiance dans son avenir et dans son devenir.

En réalité, le but consiste à se sentir à l'aise en étant soi-même, sans intégrer obligatoirement la très belle phrase d'Agata Zielinski : « S'aimer humblement soi-même : une grâce qui se reçoit, sans même savoir qu'elle est reçue. »

En effet, nous avons tous un ou plusieurs talents acquis à notre naissance, lesquels se traduiront en dynamique comportementale. Ce n'est pas parce que nous ne les avons pas encore identifiés qu'ils n'existent pas en nous. L'audace accompagne et renforce nos talents, qu'ils aient déjà atteint le stade de passion ou non. Dans cet esprit il n'y a donc pas de véritable raison de conserver une image négative de soi.

Comment y accéder ? Les propulseurs

Vous n'allez pas doubler votre niveau d'audace tout d'un coup, juste en lisant ce livre, sans prendre conscience parallèlement qu'il existe des propulseurs.

Ils seront largement développés dans le chapitre 8. Nous nous contentons ici d'en rappeler les principales caractéristiques, afin de vous permettre de vous les approprier progressivement.

En actionnant votre énergie positive

Il s'agit en effet d'utiliser votre énergie naturelle qui vous permet de surmonter vos peurs, vos inquiétudes et vos blocages éventuels, en fait de vous réaliser. Le carburant de votre audace est constitué de votre tempérament de base, lié à votre état mental du moment, et c'est ce qui déterminera l'importance de vos initiatives. Pour cela, vous devez être libre de toute préoccupation inhibant votre énergie afin de pouvoir basculer dans un état mental fort.

Vous pourrez alors donner libre cours à votre imagination par un sentiment de liberté, aussi bien par rapport aux autres que par rapport au système et/ou à l'environnement. C'est à ce prix que vous serez en mesure de remettre en question ce que vous pensiez jusque-là. À ce stade, rien ne doit pouvoir vous démobiliser.

En recherchant l'évidence

Votre motivation pour faire quelque chose est optimisée (incarnée ?) lorsque cela vous semble évident, voire naturel.

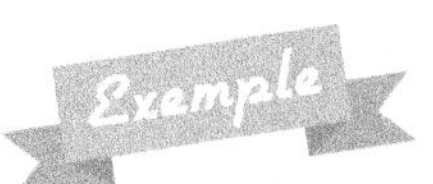

Dominique a eu l'audace de racheter un salon de coiffure pour l'unique raison que l'indépendance représentait son objectif de vie professionnelle. Elle a parfaitement réussi et son salon jouit d'une excellente réputation près de Chenonceau.

C'est cette évidence qui vous permettra de vous réaliser en dépassant les obstacles qui ne manqueront pas de se présenter.

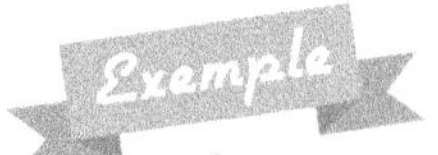

Écrire un livre : on a l'énergie de le faire lorsque l'on intègre le projet sous forme d'évidence.

Si vous acceptez le principe que vous êtes sur Terre pour réaliser quelque chose, vous devez vous sentir attiré par un domaine particulier, qui ne se réduit pas simplement à survivre, à gagner votre vie et à prendre soin de votre santé[1].

QUELLE ÉPITAPHE ?

Que souhaiteriez-vous comme épitaphe sur votre pierre tombale plus tard ?
« A bien gagné sa vie » ?
« A beaucoup lu » ?
« A admiré des audacieux ? »
« Était incollable sur la cueillette des olives en Basse-Provence » ?

En activant vos passions

C'est parce que vous aurez assimilé les deux concepts précédents que vous pourrez activer vos passions. S'agit-il d'utiliser l'audace pour assouvir vos passions, ou à l'inverse de vous appuyer sur vos passions pour susciter de l'audace en vous ? De toute façon, les deux concepts sont liés et créent une spirale vertueuse vers votre réussite. Dans ce schéma, si vous arrivez en fin de vie en n'ayant pas atteint vos limites, sans être allé au bout de votre passion, c'est que vous n'avez pas été assez audacieux. Réfléchissez bien tant qu'il est encore temps !

Avez-vous aujourd'hui le sentiment que votre passion s'est pleinement exprimée ?

---

[1] Cf. l'article de Jacques Attali dans *L'Express* du 15 avril 2015.

« POUR VOUS, QU'EST-CE QUE L'AUDACE ? »
QUELQUES RÉPONSES DE NOS TÉMOINS

« Faire fi des conséquences ou être prêt à les assumer quoi qu'il arrive ». *Cédric Conan*

« Oser ce qui est bien pour soi ; ce qui implique de le savoir. » *Christian Durandy*

« L'audace, c'est quelque chose qui me fait me dépasser ; transgresser les règles imposées ; s'opposer à ce qui est interdit ou non admis. » *Laurence Neveu Lassalas*

« Être en cohérence avec soi-même ; être sûr de ce que l'on fait. » *Stéphanie Ingelbach*

« Pour moi, l'audace est un mix d'intelligence, d'expérience et d'intuition. » *Bruno Gex*

« C'est réaliser l'impossible ; penser l'impensable ; voir l'invisible. L'audace, c'est ma vie... cela consiste à casser le moule du logique, à ouvrir des portes interdites. » *Franck Perrin*

« Faire quelque chose alors que les autres pensent que ça a peu de chances d'aboutir. » *Michel de Vibraye*

« L'audace ? Whoa ! Ça porte chance ; ça se savoure ; l'audace peut susciter un coup de génie. » *Isabelle Falys*

« L'audace, c'est reprendre les commandes de son destin. » *Guy Sallat*

« L'audace, c'est saisir les opportunités pour ne pas avoir à regretter. » *Hervé Lassalas*

« On doit savoir ce que l'on veut, connaître sa voie. » *Christian Evette*

« Créer quelque chose qui n'existait pas auparavant ; la seule vraie question : comment aller au-delà des limites ? Une série de décisions qui font que les choses se font. » *Debby Pratt*

« L'audace, c'est une revanche pour atteindre les sommets. » *William & Renice Castell*

« Aller de l'avant ; aller au bout d'une idée ; suivre son intuition ; l'audace donne un sentiment de liberté. » *Christina Burrus*

« L'audace, c'est aller là où ne vont pas les autres. » *Cyril Conan*

« L'audace favorise la capacité à faire quelque chose complètement par soi-même. » *Roland Burrus*

« L'audace, c'est croire que c'est possible, que l'on va s'en sortir, que l'on en est capable. » *Pauline Mispoulet*

« Il y a une force incroyable dans l'audace ; il faut avoir une vision ; c'est grisant car on n'est pas réellement sûr ; c'est très satisfaisant intellectuellement de se demander : "De quoi suis-je capable ?" » *Hervé Gex*

Les principaux ingrédients de l'audace

On pourrait plus ou moins dresser une liste des caractéristiques de l'audace, mais elle ne nous aiderait pas beaucoup à la définir de façon synthétique dans le cadre de ce livre.

En nous inspirant de ce qui précède, trois constantes semblent se retrouver dans chacune d'elles, qui vont nous permettre de représenter l'audace de façon imagée.

La différence (signe #)

En général on ne fait pas exprès : on ne voit pas les mêmes choses, on a une perception ou une vision différente des autres, on n'est pas sensible aux mêmes démonstrations. Résultat, on fait des choses qui ne sont pas dans les habitudes ou dans les normes ; on est tenté par des approches non reconnues, en suivant des raisonnements différents.

La différence est une des trois composantes fortes de l'audace, et nous allons la retrouver dans les douze options qui vont vous être proposées au chapitre 3. En fait, la différence permet de rendre possible ce qui ne l'est pas encore. Elle est un élément fondamental de l'innovation, du progrès et du futur, aussi bien par refus, par rejet ou par volonté d'ignorer l'existant.

Nous pourrions même aller jusqu'à dire que l'audace dans la différence, c'est en fait l'art de trouver une solution, voire *la* solution, là où tant d'autres pensent que si c'était possible, cela se saurait...

Paradoxalement, l'audace peut également consister à ne rien faire lorsque tout le monde s'agite ou se précipite...

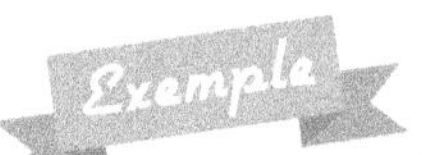

Dans le film *Douze hommes en colère*, Henri Fonda est le seul à refuser de jouer l'unanimité du jury qui est convaincu que l'accusé est coupable. Il aura finalement gain de cause...

Le dépassement (signe : >)

Le dépassement représente une facette de l'audace complémentaire de la différence ; il implique que l'on parte de l'existant et que l'on essaie de le transcender, en en augmentant l'échelle, les performances, la rentabilité, l'efficacité, le rendement... Il peut s'agir d'un objet, d'un service ou d'un système établi que l'on est prêt à traiter et cela, quelles qu'en soient les limites, les problèmes de fiabilité et de fonctionnement que cela implique.

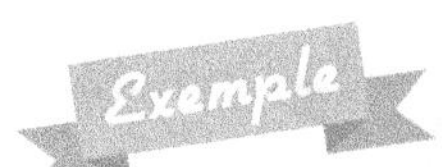

> Le planning mural d'une importante usine de teinture est absolument incapable de refléter l'état des commandes et les prévisions de livraisons. On le sait, mais on s'en accommode. Je reste un soir tard avec le PDG et décide de l'arracher du mur pour en concevoir un autre, plus fiable, plus complet, plus moderne, plus facile à suivre. Comme il n'y avait plus rien sur le tableau, il a bien fallu se poser les bonnes questions et faire preuve d'audace pour en créer un nouveau[1]. Pas très difficile !

Dans le cadre du dépassement, le *provisoire* (« On verra plus tard ») est jugé pervers, le *juste suffisant* (« C'est mieux que rien ») n'est pas intellectuellement acceptable, et le *statu quo* (« Mieux c'est pire ») est rejeté au nom du darwinisme le plus élémentaire.

Le dépassement inclut des notions comme : plus fort, plus loin, plus vite, plus efficace, plus osé, plus courageux, plus déterminé que l'existant.

Il reste alors à positionner le curseur « ambition-résultat » en fonction à la fois de l'enjeu, de votre personnalité et des moyens dont vous disposez. En effet, l'effort à déployer peut apporter un gain seulement marginal, mais aussi concerner votre survie professionnelle, financière ou sociale.

> Lancer un nouveau produit industriel de nettoyage un peu plus, ou beaucoup plus performant en fonction de votre budget, de votre force de vente et de votre concurrence.

La surprise (signe ?)

Enfin, il y a de l'inattendu, du jamais vu dans l'audace. C'est quelque chose que les autres ne feraient pas, quelles que soient les chances de succès, d'ailleurs ! Il y a également dans certains cas de l'insouciance (« On ne savait pas que c'était impossible alors on l'a fait »), de l'improbable (« Blériot n'arrivera jamais à traverser la Manche sur un avion »), de l'impensable (« Maud Fontenoy ne peut pas traverser l'Atlantique à la rame »), de l'inimaginable (« Marcher sur la Lune ? Vous n'y pensez pas ! »).

---

1 Cf. le paragraphe : se mettre en condition dans le chapitre 7.

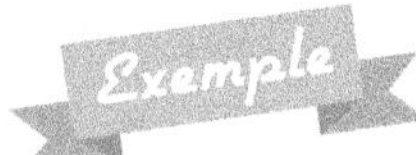

Exemple d'audace proactive

Lorsque Apple lance le premier iPhone, le premier iPod ou le premier iPad, l'effet de surprise est total.

Exemple d'audace réactive

Lorsque Churchill lance un bombardement sur Berlin en septembre 1940 en représailles des bombes larguées par erreur par l'aviation allemande sur Londres, la surprise des Allemands est totale.

L'effet de surprise peut se retrouver dans le timing (« Ah bon, c'est déjà fait ? »), dans l'improvisation lorsque l'on connaît sa capacité à s'engager (« J'ai dit oui sans même réfléchir »), dans la démarche inverse de celle à laquelle on s'attendait (« On ne pensait pas qu'il oserait venir à la réunion »).

L'audacieux peut être le premier surpris si cela marche, mais s'il estime qu'il n'a rien à perdre, pourquoi ne pas essayer ?

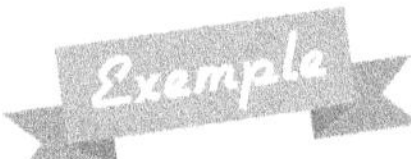

Vu sur Internet

À la fin d'un examen écrit, un étudiant australien ayant terminé son devoir après le signal se voit refuser de poser sa copie sur le tas. L'étudiant se dirige vers le surveillant : « Savez-vous qui je suis ? »
Le surveillant : « Aucune idée... »
L'étudiant : « OK ! » Il place sa copie au milieu du tas de cinquante copies et s'en va.

Afin de représenter visuellement les trois composantes de l'audace, nous vous proposons l'équation suivante, où l'audace est constituée des trois éléments suivants : différence, dépassement et surprise.

$$\text{Équation : } \textbf{Audace} = \# + > + ?$$

Ce qui serait intéressant, c'est de tenter de vous positionner actuellement en estimant votre type d'audace par rapport à ces trois ingrédients.

Pour cela, nous vous proposons tout d'abord d'observer le graphe ci-dessous, où 10 représente le maximum :

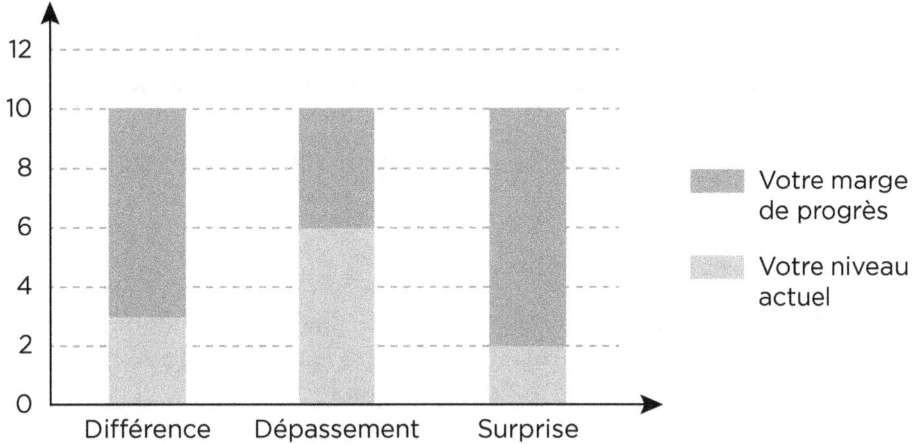

Dans cet exemple, la personne estime que les trois ingrédients de son audace atteignent respectivement : 30 % du niveau maximum en différenciation, 60 % en dépassement, et seulement 20 % en surprise.

Et vous, comment évaluez-vous votre type d'audace ?

> Avez-vous l'habitude de viser plus haut, de faire plus que les autres ? NB : attirance vers la surenchère.

> Avez-vous tendance à vous comporter différemment des autres ? NB : attirance vers la différence.

> Et vos initiatives font-elles appel à la surprise, parce qu'on ne s'y attend pas ou parce que vous êtes plus rapide que la moyenne dans vos décisions ? NB : Attirance vers la discrétion doublée d'initiative et de réactivité.

Pourriez-vous vous situer sur chacune des trois colonnes représentées sur les graphes en positionnant une croix sur chacune d'elle ?

Sans vouloir abuser de votre temps, pourriez-vous également apposer deux croix supplémentaires de couleurs différentes pour indiquer vos niveaux respectifs il y a dix ans, et ceux auxquels vous aspirez à l'avenir ?

Cela vous donnera une idée des objectifs à atteindre relativement à chacun des trois ingrédients de l'audace.

À présent, il va vous falloir travailler à équilibrer vos trois ingrédients, de façon à optimiser vos capacités d'audace : si vous avez l'habitude de vous différencier plutôt que de rechercher le dépassement ou la surprise, ce sont ces deux derniers que vous allez devoir travailler ; si au contraire vous voyez grand et différent, vous allez devoir travailler l'effet de surprise, et ainsi de suite. Les techniques proposées dans la partie II vont vous permettre de vous entraîner.

Cas vécu n° 2 : challenge et solutions

Le cas vécu ci-dessous est présenté comme un challenge, suivi de la solution qui a été réellement adoptée.

○ Nous insistons sur l'importance du constat, car il représente la clé de la solution à appliquer.

Exposé du challenge

Votre filleule de 8 ans se fait bousculer par deux costauds à chaque récréation car elle est petite et menue par rapport à la moyenne de sa classe. Elle ne veut plus aller à l'école, redoute les récréations, dort mal et devient inquiète de tout.

Vous avez décidé de résoudre le problème par l'audace, car les discussions avec la maîtresse, les parents des garçons et la directrice sont vouées à l'échec avant même de commencer. De toute façon, une pression sur les deux garçons occasionnerait des représailles pénibles de leur part envers votre filleule.

Objectif

La petite fille doit se défendre toute seule, pour trois raisons : pour qu'elle assure son autodéfense devant la force brutale ; pour qu'elle n'ait plus le complexe de sa petite taille ; enfin, pour qu'elle ne redoute plus d'aller à l'école…

Notre solution

Pas très difficile, une fois le constat fait !

Inscription immédiate à des cours de karaté pendant un an.

En réalité, au bout de trois mois de cours hebdomadaires, elle a fait faire un vol plané à l'un des deux garçons, et tout le monde la laisse tranquille depuis…

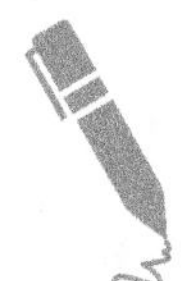

À VOUS DE JOUER !

Les exercices suivants sont des cas vécus qui ont été sélectionnés en fonction du besoin d'audace qu'ils nécessitaient pour réussir.

À vous de trouver des solutions aussi audacieuses – voire plus audacieuses – que celles qui ont été mises en place pour atteindre l'objectif fixé…

Réponses sur demande, exclusivement par e-mail à : quiz@durandy.net.

5 Après avoir dîné chez des amis à La Plagne le 28 décembre, vous retrouvez votre voiture dans l'immense parking en plein vent vers 1 heure du matin par – 20 °C pour rejoindre votre hôtel 5 km plus bas ; la batterie, gelée, ne démarre pas. Impossible de rentrer dans l'immeuble de vos amis ; pas de téléphone mobile ; vous allez au seul hôtel du quartier : pas de chambre libre ; pas de taxis ; aucune circulation : il n'est pas question de mourir de froid dans la voiture…

> **Votre solution ?**

· ·

6 Étudiant, vous raccompagnez une amie chez ses parents à 3 heures du matin en pyjama (pour gagner du temps…) dans votre camionnette de livraison. Évidemment, vous tombez sur un barrage de police ! Aucun papier sur vous, rien. Il vous faut sortir de ce mauvais pas.

> **Votre solution ?**

· ·

7 Votre associé chinois vous a commandé dix camions militaires d'occasion à six roues motrices, achetés en Belgique et refaits en France. Une fois prêts, ils sont acheminés sur des semi-remorques à Anvers pour expédition par cargo à destination de la Chine. Neuf camions sont bien livrés à 14 heures pour un départ du cargo à 15 heures. Mais le dixième n'arrive toujours pas, et le crédit documentaire n'est plus valable si 10 % de la marchandise n'est pas expédiée à la date prévue. Il faut absolument bloquer le cargo avec l'aide de votre associé chinois jusqu'à l'arrivée du dixième camion.

> **Votre solution ?**

· ·

8 Vous pariez avec un ami que vous pouvez tenir soixante minutes à deux au Moulin-Rouge en regardant le spectacle sans rien payer. Votre ami rigole. Vous avez tous les deux 22 ans. Il n'est pas question de perdre ce pari impossible.

> **Votre solution ?**

· ·

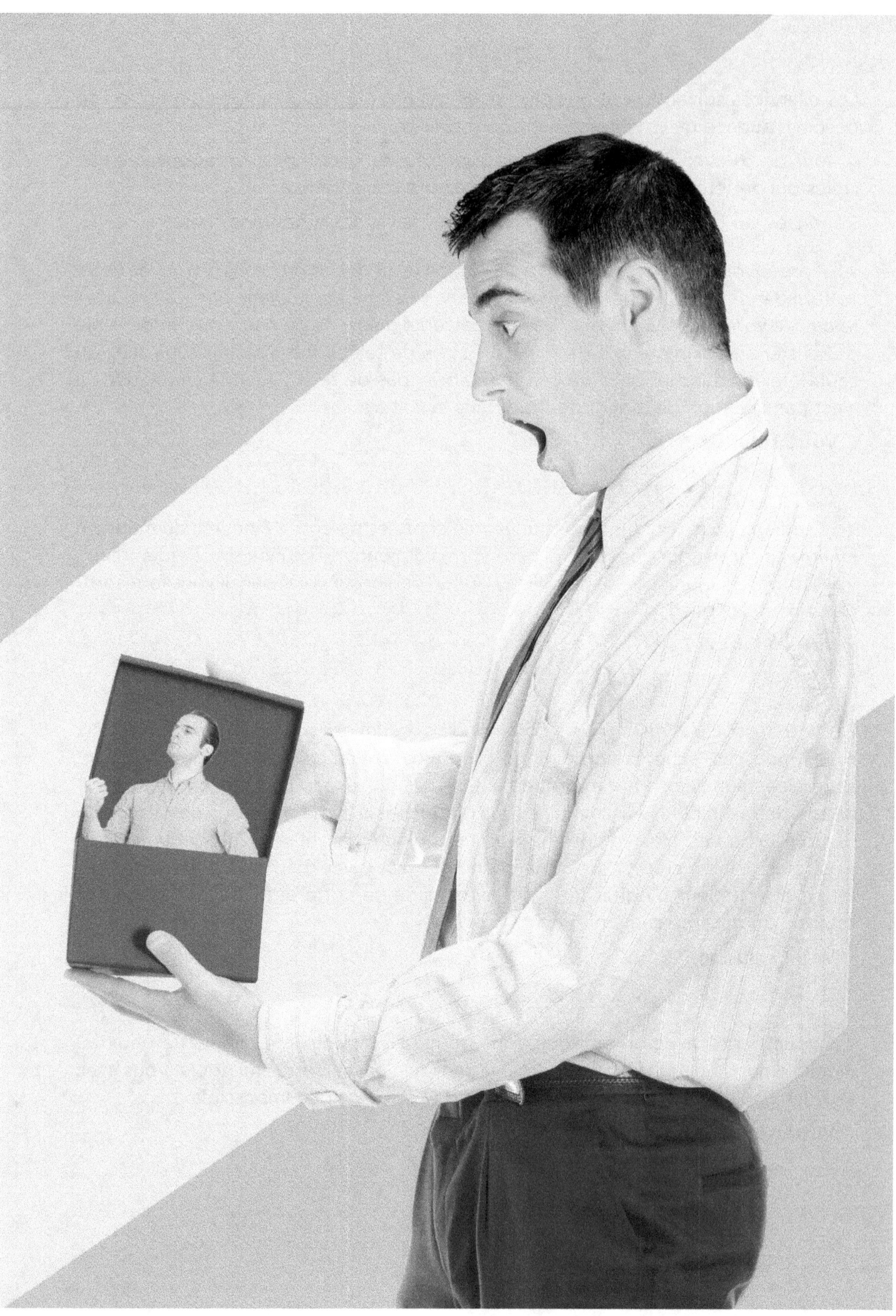

Chapitre 3

L'AUDACE, POUR QUOI FAIRE ?

Et vous, avez-vous une mission ? Estimez-vous être sur la bonne voie pour la réaliser ? Est-ce qu'une dose d'audace supplémentaire vous permettrait de gagner du temps ou d'aller plus loin ?

> ### *Chiffres*
> 94 % des Français estiment que l'audace est utile dans le milieu professionnel, 87 % estiment qu'elle est utile dans la vie personnelle, 86 % estiment qu'elle est utile dans la vie au quotidien, et 82 % d'entre eux estiment qu'elle est utile dans la vie amoureuse. On réalise bien à travers ces chiffres qu'il existe un décalage considérable entre la lucidité de nos concitoyens sur le besoin d'audace dans tous les domaines et le niveau actuel où 16 % seulement d'entre eux s'estiment audacieux.

Votre situation actuelle : dites-nous tout

Ce qui importe, c'est que vous soyez fier de vous en toute situation, fier de ne pas avoir laissé s'échapper une opportunité, fier de ne pas avoir baissé pavillon devant des tiers impertinents ou irrespectueux.

Pour cela, vous pouvez faire appel à votre capacité à vous individualiser[1].

Voici quelques questions à vous poser, en les formulant avec des « je » et non avec des « on » :

> Qu'est-ce que je pense vraiment de cette situation ?

> Qu'est-ce qui est important pour moi ?

> Qu'est-ce que je veux vraiment ?

....

....

....

....

---

[1] L'individualisation sera développée dans le chapitre 8.

Des regrets ?

Pouvez-vous lister trois cas où vous regrettez de ne pas avoir fait preuve d'audace dans le passé :

. . . .

. . . .

. . . .

Les contextes ou les situations étaient-ils/elles similaires ?

. . . .

. . . .

Exemple

Agressivité d'un tiers ; manque d'information pour vous décider ; soudaineté de l'événement ; manque d'esprit de repartie, manque de préparation aux options possibles, etc.

Qu'auriez-vous voulu faire idéalement ?

. . . .

. . . .

. . . .

Qu'est-ce que d'autres auraient fait à votre place (amis, héros...) ?

. . . .

. . . .

. . . .

Êtes-vous bien décidé à ne pas réitérer ce genre d'attitude à partir de maintenant ?

. . . .

. . . .

. . . .

Des projets en cours ?

Que feriez-vous pour les traiter si vous aviez plus d'audace ?

. . . .

. . . .

. . . .

Pensez-vous que votre réponse contient les ingrédients du succès de ces projets ?

. . . .

. . . .

. . . .

Des idées ou des rêves pour plus tard ?

Existe-t-il des sujets susceptibles de vous enthousiasmer au point de songer à vous y consacrer vraiment ? En fait, des sujets que vous aviez laissés de côté par manque de conviction, détermination, courage – ou plus simplement par manque d'audace – pour les lancer ?

Exemple

> Moyens de transport, énergies renouvelables, économies d'énergie, nouveaux territoires (sous la terre, sous les mers, dans le ciel...), médecine, sciences, physique-chimie, décrispation des relations entre peuples et religions, aide aux populations en détresse...

. . . .

. . . .

. . . .

. . . .

. . . .

Et si vous étiez plus audacieux ?

Dans le paragraphe précédent, nous sommes partis de vos projets auxquels nous vous avons suggéré d'intégrer de l'audace. Nous allons maintenant considérer que vous absorbez une pilule qui vous apporte un niveau d'audace exceptionnel, un petit peu comme la potion magique d'Astérix !

Que feriez-vous en premier ? Vous commenceriez par de petites choses ou de grandes choses tout de suite, ou vous ne feriez rien dans l'immédiat ?

Votre réponse

. . . .

. . . .

Supposons que vous ayez carte blanche pour faire ce que vous voulez, quelque chose d'extraordinaire… Lâchez-vous ! Citez trois idées qui vous tiennent à cœur :

Exemple

Vous plaquez tout pour faire le tour du monde sur un cargo, éradiquer le trafic mondial de drogue ou créer un duo avec une chanteuse russe ?

. . . .

. . . .

. . . .

En fait, il vous appartient totalement d'être le metteur en scène de votre audace, aussi bien :

> pour vous : gérer votre carrière (gérant d'une PME efficace, PDG d'un groupe international, gagner plus d'un million d'euros par mois, recevoir des prix et des récompenses ; entrer en politique…), réorganiser votre vie personnelle (chercher le compagnon, la compagne qui vous convient le mieux ; vivre enfin seul), choisir votre futur lieu de résidence (Cassis, San Diego, Cuba…), vous consacrer à fond à votre passion (jouer le *Premier concerto* de Brahms en *ré* mineur, participer à un championnat de golf, de tennis, gagner la Route du rhum comme Florence Arthaud) ;

> pour les vôtres : organiser et embarquer vos enfants dans des loisirs formateurs dans le monde entier (safaris, expéditions, visite de villages berbères en 4 × 4, traversée de l'Atlantique à la voile) ;

> ou pour la planète : rechercher de nouvelles sources d'énergie propres et/ou renouvelables, monter une ONG qui défende vos valeurs ; rejoindre Greenpeace ou Amnesty International, etc.

Entre besoin et plaisir

Est-ce que le degré de motivation est également réparti entre nous tous pour faire preuve d'audace ? Le curseur est-il positionné au même niveau ? Apparemment pas.

Certains de nous déclenchent leur audace beaucoup plus tôt ou beaucoup plus vite que d'autres. Est-ce dû à leur entraînement ou à leur degré de motivation ? Ou plutôt au degré de confort de leur situation ?

L'audace dans la pyramide de Maslow

À titre d'exercice mental, on pourrait s'aventurer à effectuer un parallèle entre la célèbre pyramide de Maslow et l'audace ; en effet, en se fondant sur les différents niveaux de l'échelle, on pourrait considérer que le type d'audace évolue à partir des besoins physiologiques jusqu'à l'accomplissement de soi.

La pyramide fonctionne de la manière suivante :

Afin d'adapter ce concept à notre approche, nous proposons l'échelle d'audace suivante, sur trois niveaux :

On le voit, dans cette hypothèse, la confiance en soi ne serait pas directement liée à l'audace. Nous y reviendrons au chapitre 6.

On note également que dans la pyramide de Maslow on passe de la notion de besoin vital à celle de plaisir, puis de bien-être.

Dans le cadre de vos attitudes possibles, les principaux choix qui s'offrent à vous consistent, soit à vous comporter comme victime en confiant votre sort à la clémence des autres ou – en dernier recours – à la chance, soit à prendre votre destinée en main et à agir en conséquence.

En fait, beaucoup d'audacieux le sont devenus par nécessité : « On n'avait pas vraiment le choix » ; puis ils ont réalisé que le même raisonnement s'appliquait même lorsqu'ils avaient le choix[1].

Douze raisons de faire preuve d'audace

Nous vous proposons maintenant douze options correspondant aux principales raisons pour lesquelles vous souhaiteriez être plus audacieux qu'aujourd'hui.

Vous allez certainement constater en les passant en revue que chacune d'elles contribue à optimiser vos compétences ; en effet, celles-ci sont largement sous-utilisées dans la vie quotidienne parce qu'elles sont peu sollicitées par l'environnement ambiant aussi bien professionnel que privé.

---

[1] Certains des cas vécus qui vous sont soumis en fin de chapitre appartiennent au niveau 1 de la pyramide de Maslow.

Quelles sont vos motivations personnelles parmi les options proposées ci-dessous ?

Douze raisons de faire preuve d'audace	oui	non
Pour obtenir des résultats		
Pour vous faire plaisir		
Par goût du jeu		
Pour mener un groupe		
Pour vous estimer et être estimé		
Pour libérer votre énergie		
Pour progresser et innover		
Pour ne pas regretter plus tard		
Pour optimiser votre temps		
Pour concrétiser vos rêves		
Pour vous sentir libre		
Parce que le reste n'a pas encore bien marché		

1. Lisez bien les explications ci-dessous correspondant à chaque choix avant de répondre.

2. Vous pouvez cocher autant de cases que vous le souhaitez.

Pour obtenir des résultats

Plusieurs schémas peuvent se présenter.

> Vous désirez faire preuve d'audace dans les négociations ; reprendre une position de force ou mener des discussions.

> Vous voulez vous donner une chance de faire mieux que par le passé, et dépasser les échecs ou les demi-succès précédents.

> L'audace pourrait être un moyen pour atteindre un objectif particulier. Vous êtes convaincu que l'audace vous aidera à exprimer, et à montrer, que vous êtes clair et déterminé sur ce que vous voulez.

> Vous êtes convaincu d'être sur Terre pour une raison ; le « métro – boulot – dodo » n'est pas pour vous... Mais par où commencer ?

> Vous voulez vous réaliser dans votre domaine, vous épanouir, trouver votre champ d'action (qui ne soit pas juste de la dominance), vous faire une place méritée au soleil.

Il va donc falloir vous battre pour cela...

Pour vous faire plaisir

L'audace est ici considérée comme motivation, comme recherche de plaisir, d'excitation.

Vous désirez montrer que vous êtes sur cette Terre pour que cela se passe bien, et pour cela votre plaisir consiste à extérioriser votre passion, à la transmettre au reste du monde.

L'audace pour célébrer un événement particulier d'une façon éclatante, inhabituelle, hors normes (un anniversaire, un mariage, un divorce, une promotion...).

L'audace pour le plaisir consiste également à passer à l'acte dans l'immédiateté, sans réfléchir éternellement : « J'ai envie, je prends... »

Les coups d'audace vous permettent alors d'assouvir votre besoin de vous distraire, de vous amuser, de ressentir de l'émotion.

Par goût du jeu

L'audace pour tenter votre chance, même si le succès est improbable. Jouer à fond une situation, le jeu faisant partie de la vie. Jouer la séduction pour atténuer les risques d'échecs. Jouer pour vous affranchir de vos peurs, pour avoir l'impression de vous dépasser.

Enfin, tout simplement, l'audace car vous aimez le jeu, les coups de poker, la roulette russe.

D'ailleurs, pourquoi invente-t-on autant de jeux ? Parce que c'est inhérent à la nature humaine : on ne peut pas ne pas jouer ou parier, que ce soit avec ou sans enjeu financier. Vous donner la permission du jeu, c'est redonner de la légèreté à votre action, cela vous permet de faire les choses plus facilement.

Pour mener un groupe

Faire preuve d'audace est une façon d'emporter l'adhésion d'un groupe ou d'une équipe.

Reprendre le contrôle de la situation en élevant le débat ; pour s'éloigner des enjeux médiocres ; pour se placer au-dessus de la mêlée des bien-pensants et des conformistes timorés ; pour faire taire les jalousies qui vous tirent vers le bas.

L'audace commence par le chef : c'est à lui de récompenser l'audace qui redonne l'envie de penser. L'audace est l'une des conditions essentielles du leadership. Et même si les grandes écoles fabriquent plutôt des gestionnaires, toute organisation digne de ce nom aura toujours besoin d'un leader.

Chiffres

50 % des Français considèrent que l'on freine l'audace en entreprise, et seulement 12 % qu'on la favorise ; alors qu'elle est jugée utile par 94 % de la population dans le milieu professionnel…

Pour vous estimer et être estimé

Pour vous, se démarquer est un des moyens de se mettre en situation pour accéder à la réussite. Dans cette configuration, l'audace vous permet alors de ressourcer votre énergie et de l'orienter.

Vous avez besoin à la fois d'être fier de vous et de vous faire respecter autour de vous.

Il peut également s'agir de satisfaire votre ambition ; peut-être parce que vous ne voulez pas d'une vie banale, d'un job banal, d'activités banales, de relations banales.

Vous recherchez les challenges ; vous désirez vous convaincre que vous pouvez le faire ; et vous le faites.

La recherche de fierté vous permet de vous estimer et, pour cela, l'audace est un catalyseur d'énergie important.

Pour libérer votre énergie

Vous avez besoin d'action ? L'audace est votre solution pour lutter contre la routine qui vous pèse, et vous recherchez systématiquement d'autres façons de traiter les situations qui se présentent à vous.

Cela vous aide à vaincre l'ennui, à sortir de l'inhibition, à mettre du piquant dans votre vie en vous procurant une forme d'excitation. Vous ressentez un besoin de sortir de la passivité et du pessimisme culturel qui font partie de notre image à l'étranger, en vous lançant dans l'inconnu afin de faire bouger les choses.

L'action audacieuse vous permet également de mieux vous connaître en cherchant à savoir où sont vraiment vos limites dans vos domaines de prédilection.

Pour progresser et innover

Pour cela, vous acceptez d'ignorer les conventions et l'ordre établi, et de lutter contre les courants conservateurs.

Vous ressentez le besoin d'assouvir votre besoin d'innover, de créer, d'inventer ce qui n'existe pas encore, en sortant des sentiers battus.

ON PEUT LE PENSER...

C'est sans doute par manque d'audace que la France a laissé les États-Unis prendre le contrôle de l'industrie du drone.

Vous pouvez faire avancer la science à chaque fois que vous entendez dire : « On ne l'a jamais fait comme cela » ; « On ne pense pas que c'est possible »...

Vous n'êtes pas intéressé par ce qui existe déjà ; vous êtes un novateur ; vous désirez vous sentir plus utile envers les autres ou envers la société au cours de votre période active.

La vraie question est alors : « Et si vous ne faisiez pas comme tout le monde ? »

Pour ne pas regretter plus tard

Les réflexions du type « J'aurais peut-être dû essayer », « J'aurais dû y aller quand même », « Mais pourquoi je ne lui ai pas demandé ? », « Je n'ai même pas osé l'inviter à danser », « Rien ne m'empêchait de lui dire non », « Je n'aurais jamais pensé que ça marcherait »... sont des nids à regrets. Vous ne désirez pas tomber dans le piège.

Pour optimiser votre temps

Paradoxalement, l'audace peut vous faire gagner du temps ! Les exemples foisonnent.

Que votre but consiste à obtenir un rendez-vous, à tester un concept, à obtenir l'avis de quelqu'un, à obtenir un crédit bancaire sans attendre des mois, à signer un contrat important... l'audace est un accélérateur de particules redoutable.

Vous désirez aller à l'essentiel : on continue ou on arrête ; c'est oui ou non, mais maintenant... Lorsque vous reprenez le contrôle du temps, vous renforcez votre position. N'oubliez pas que votre passage sur Terre est très court : le seul capital qui vous soit limité, c'est le temps, pas l'argent.

Pour concrétiser vos rêves

Vous souhaitez faire remonter vos rêves à la surface (ou les faire descendre sur Terre, c'est selon...) et, grâce à l'audace, vous allez y parvenir.

On parle beaucoup de rêves : « Ça fait rêver » ; « On rêve de faire quelque chose »... Or vous avez la capacité technique nécessaire à vous réaliser à travers vos rêves. Mais comment ? En balayant les obstacles sur le chemin, en traitant les aléas de la vie un par un, en laissant les désabusés, les timorés et autres préretraités entre eux[1].

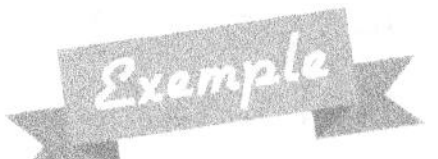

Des hommes remarquables comme Gustave Eiffel ou le commandant Charcot ont-ils réalisé ? Se sont-ils réalisés ? Ou les deux ?

Nous sommes tous programmés pour nous réaliser : par notre énergie intrinsèque, par l'émotion que nous ressentons, par notre intelligence.

Tous les moyens d'y arriver sont à notre disposition. L'audace en est le déclencheur.

Pour vous sentir libre

Vous vous sentez trop encadré ; vous finiriez presque par vous laisser convaincre par les autres de ce que l'on peut faire ou ne pas faire, sans vérifier !

---

1 Cf. le chapitre 7 sur les relations toxiques.

Vous ressentez un besoin de libérer votre énergie en vous extirpant de la chape de plomb sociétale, de vous donner la permission de tenter des choses.

Également, cette quête – cette pression ambiante – de la réussite sociale à tout prix ne vous convient pas vraiment ; mais il est difficile d'accepter de ne pas réussir ; sauf si votre objectif est plus de tenter que de réussir, ce qui est également louable.

Vous ne voulez plus vous interdire d'essayer pour essayer ; en fait, tout cela s'emmagasine dans votre tête et si vous ne vous défoulez pas bientôt, vous allez perdre votre énergie et votre motivation.

Pas question naturellement de faire des folies et de vous engager dans des groupuscules ou des sectes qui vous promettent de l'action ! Faites preuve d'audace dans votre domaine, et vous vous sentirez libéré.

Parce que le reste n'a pas encore bien marché

Dans cette hypothèse, vous n'avez pas grand-chose à perdre !

Par habitude ou par nature, vous avez consommé beaucoup d'énergie à faire valoir vos compétences, vos talents, votre enthousiasme, vos passions ; puis par déception, vous en avez consommé également beaucoup à chercher à comprendre, puis à vous plaindre en critiquant le système.

Vos défauts sont visibles ? On appuie dessus... C'est classique dans notre pays où l'on ne vous incite pas à capitaliser sur vos points forts ; on préfère insister sur vos points faibles.

Alors l'audace est votre seul et dernier recours. Il y a des moments où il faut arrêter de tourner autour de l'obstacle... Il faut le volatiliser !

Et même si « le bonheur est toujours un peu coupable », comme le dit Romain Gary, il reste et doit rester votre objectif, quel que soit l'effort à produire et l'audace à déployer.

Résultats

Si vous avez coché :

> Moins de trois options : difficile à croire ! Relisez-les jusqu'à ce que vous en trouviez au moins trois qui vous correspondent...

> Entre quatre et huit options : vous êtes motivé pour faire bouger les choses autour de vous !

> Entre neuf et douze options : vous êtes déjà très audacieux. Bravo ! Vous êtes prêt à passer à la vitesse supérieure.

Maintenant, sélectionnez les trois options qui vous inspirent le plus, et inscrivez-les ci-dessous par ordre d'importance décroissante ; elles vont devenir vos sujets de motivation prioritaires.

Motivation 1 :

. . . .

Motivation 2 :

. . . .

Motivation 3 :

. . . .

À partir de maintenant, à chaque fois qu'une opportunité d'être audacieux – en réactif ou en proactif – se présente à vous, posez-vous la question de savoir si elle entre dans une des trois catégories ci-dessous.

Dans l'affirmative, étudiez-la et déterminez si elle mérite que vous vous y intéressiez (une méthodologie en sept étapes vous est proposée dans le cahier central).

CAS VÉCU N° 3 : CHALLENGE ET SOLUTION

Le cas vécu ci-dessous est présenté comme un challenge, suivi de la solution qui a été réellement adoptée.

○ Nous insistons sur l'importance du constat, car il représente la clé de la solution à appliquer.

EXPOSÉ DU CHALLENGE

Votre meilleur ami possède une invitation ce soir à une grande soirée en smoking au pavillon d'Ermenonville, à son nom, pour deux personnes. Il avait prévu de vous y emmener, mais il est interné pour trois jours à l'hôpital militaire de Vincennes avec interdiction de sortir. Votre soirée tombe à l'eau.

Sauf si... vous trouvez une solution audacieuse pour le faire sortir.

CONSTAT

Il ne faut pas qu'on le voie sortir. Il faut jouer l'effet de surprise. Il faut être rapide. Il faut essayer quelque chose qui n'engendre pas de risque majeur (rafales de mitraillette, camisoles de force, etc.) en cas d'échec.

NOTRE SOLUTION

Vous vous présentez en costume devant la barrière baissée de l'hôpital militaire au volant d'une grosse berline. Vous avez l'ordre de venir chercher le colonel de la base pour l'emmener à une soirée au cercle militaire. On vous ouvre la barrière. Vous pénétrez dans l'enceinte, vous faites le tour de l'hôpital. Vous remarquez un maximum de blessés, handicapés, convalescents dans le parc. Votre ami est parmi eux en robe de chambre réglementaire. Vous vous arrêtez près du bâtiment central. Vous ouvrez le coffre. Il a compris et se rapproche de vous. Il fait le tour de la voiture et entre rapidement dans le coffre. Vous fermez le tout et repartez.

Arrivés à la guérite, la sentinelle ferme la barrière et se dirige vers vous. À ce moment-là, le téléphone sonne et il va répondre. Au bout d'une minute, vous klaxonnez. Il regarde, et relève la barrière. Mais vous sortez trop vite et une voiture érafle légèrement son côté droit contre votre pare-chocs. Vous descendez, dites qu'il n'y a rien et que si le conducteur insiste vous le faites interner derrière vous pour obstruction de la sortie. Il repart content. Vous aussi... La soirée sera très réussie. Vous déposerez votre ami à 3 heures du matin devant l'hôpital en robe de chambre réglementaire. Il explique qu'il était sûr qu'on avait le droit de faire un tour dehors la nuit.

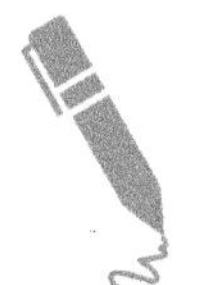

À VOUS DE JOUER !

Les exercices suivants sont des cas vécus qui ont été sélectionnés en fonction du besoin d'audace qu'ils nécessitaient pour réussir.

À vous de trouver des solutions aussi audacieuses – voire plus audacieuses – que celles qui ont été mises en place pour atteindre l'objectif fixé...

Réponses sur demande exclusivement par e-mail à : quiz@durandy.net.

9 Votre vol Washington-Paris est finalement annulé après quatre heures interminables dans l'avion bondé, à cause d'une tempête de neige. On vous informe alors que seuls les passagers de première classe seront logés à l'hôtel, et que les passagers Eco et Business seront « autorisés » à dormir par terre dans le terminal, avec un oreiller prêté par la compagnie. En sortant de l'avion, un guichet Eco et Business émettra vos cartes d'embarquement pour le lendemain, et un guichet First acheminera les passagers dans un des grands hôtels de l'aéroport *via* un bus dédié. Vous refusez de dormir par terre.

> **Votre solution ?**

. . . .

10 Deux fois, vous faites face avec des amis à des queues interminables pour entrer dans des musées : devant Hever Castle en Grande-Bretagne, et devant le musée Picasso à Paris. Vous n'avez pas la patience d'attendre.

> **Votre solution ?**

. . . .

11 L'attaché politique de l'ambassade de France à Londres est renvoyé en France à la suite d'un changement de gouvernement. Il ne veut pas que sa voiture de fonction soit récupérée par son successeur. Il la propose au moins offrant au cours d'un dîner avant son départ, mais elle est en plaques diplomatiques et vous avez déjà trop de voitures.

> **Votre solution ?**

. . . .

12 Vous rêvez de voler en *Concorde* sur Paris-New York une fois dans votre vie, mais votre nouveau client ne vous offre que la Business Class pour aller à Jacksonville.

> **Votre solution ?**

. . . .

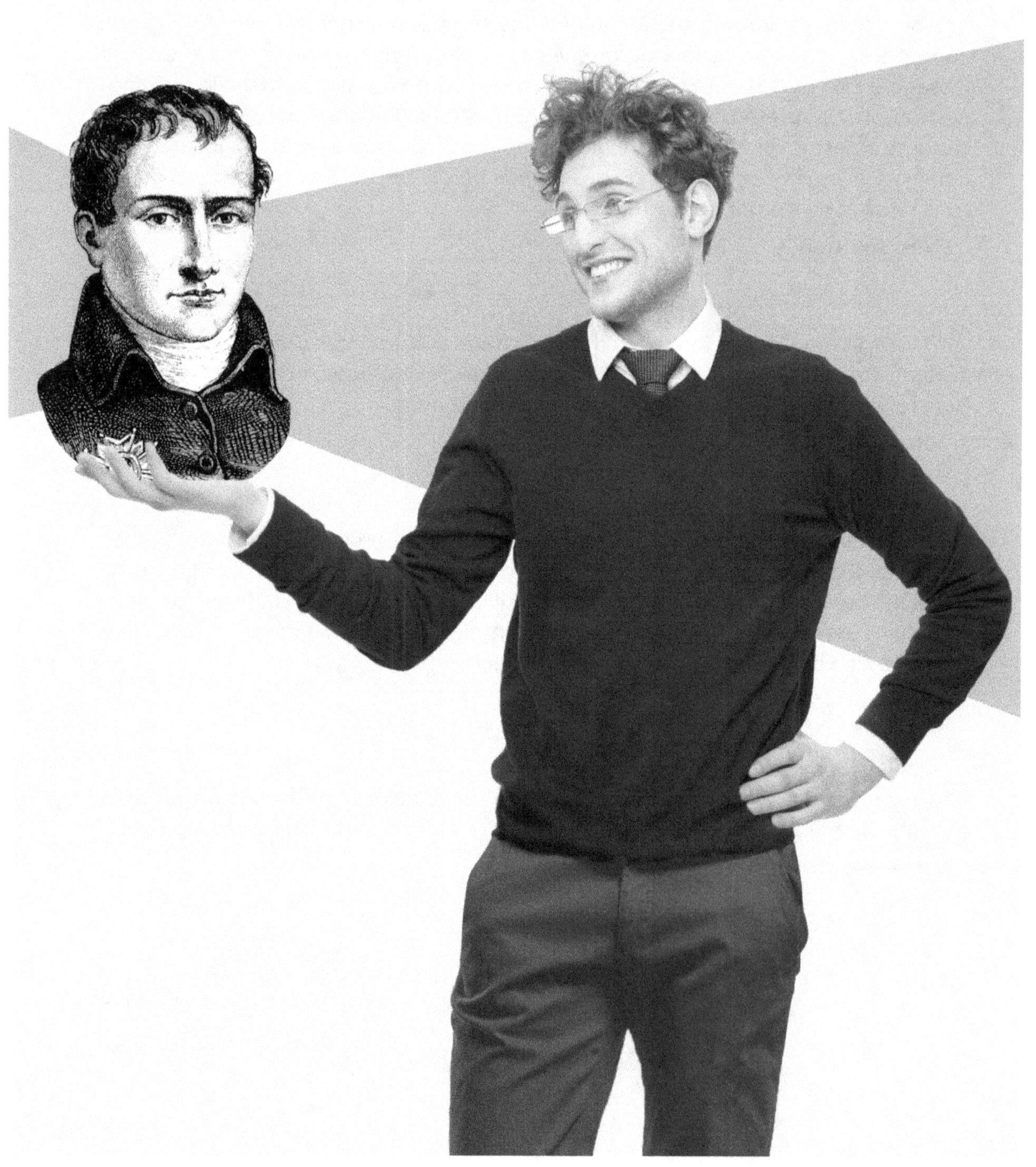

Chapitre 4

AUDACIEUSE HISTOIRE DE FRANCE[1]

Vous allez maintenant réaliser que l'audace n'appartient pas toujours exclusivement aux audacieux, et que le mythe et la réalité ne font pas toujours bon ménage avec le recul du temps. En effet, comme le dit le journaliste à la fin du western *L'homme qui tua Liberty Valence* : « Lorsque la légende est en conflit avec la vérité, c'est la légende que l'on imprime. »

Ce chapitre est rédigé par un historien reconnu notamment pour ses prises de position « audacieuses » sur les faits historiques comme vous allez pouvoir le constater par vous-même, et il va vous proposer de découvrir l'histoire de France à travers le prisme de l'audace : réelle dans certains cas, et façonnée dans d'autres ; car la vérité résiste mal, aussi bien à l'idéologie de nos dirigeants qu'à l'inconscient collectif.

En novembre 2014, deux économistes remettaient au Premier ministre un rapport destiné à relancer une économie française moribonde. Ces éminents experts y pointaient les faiblesses d'une nation autrefois glorieuse dont on sait qu'elle ne cesse aujourd'hui de pleurer sur ses grandes heures révolues. Le rapport fut accueilli avec la politesse qui convient et la circonspection nécessaire ; sans doute les deux experts avaient-ils raison sur quelques points, et peut-être la France devait-elle moderniser des structures vieillies, mal adaptées à une économie mondialisée pour laquelle l'Hexagone n'est jamais qu'une forme géométrique qui ne tourne plus rond... Or nos donneurs de leçons, oublieux de toute prudence diplomatique, suggéraient que la France irait mieux si elle voulait bien faire preuve d'un peu plus d'audace. Ainsi, la France, qui durant des siècles a donné des leçons au monde entier et se berce aujourd'hui encore de l'illusion d'être un phare pour les autres nations, manquerait d'audace ! On ne pouvait pas mieux piquer au

---

1 Chapitre écrit par Renaud Thomazo.

vif un peuple dont toute l'Histoire semble n'avoir été autre chose qu'une longue succession d'orgueilleuses réussites et de « succès achevés » pour reprendre la prose du général de Gaulle, qui savait de quoi il parlait. « Mon général » justement, du haut de sa propre grandeur, n'avait-il pas construit sa légende et sa stature en se sachant pertinemment le digne héritier de ces grandes figures de notre Histoire ? Nourri au meilleur lait du catéchisme républicain et aux plus belles pages de Jules Michelet, le Grand Charles voyait la France telle « la madone aux fresques des murs », et il avait pour elle les regards énamourés de celui qui s'apprête à la conquérir. Sa parade amoureuse ne pouvait affecter les postures d'un matamore trop espagnol. Il ne pouvait la forcer avec l'élan brutal d'un uhlan trop bavarois. C'est en Français qu'il y parviendrait, et il avait pour ce faire le tempérament qui convient, l'ambition qu'il fallait, et mieux encore les modèles illustres dont les manuels scolaires de la IIIe République débordaient. Ne manquait plus que l'audace, dont il saura faire preuve au moment opportun alors que les circonstances historiques s'y prêtaient, et qui lui permettra de devenir à son tour l'une de ces figures incontournables.

Aux grands hommes...

Pour les jeunes âmes sagement installées aux pupitres de l'école de Jules Ferry, la leçon d'histoire a été longtemps le récit coloré d'une succession d'épisodes héroïques. L'intention des pédagogues républicains était claire : insuffler aux futurs citoyens cet esprit patriotique nécessaire à la construction et la consolidation d'un régime encore fragile. Il fallait donc que les acteurs de notre Histoire fussent des modèles tout à la fois de vertu et de bravoure.

Ainsi, le premier de nos héros, quoique vaincu, fut aussitôt glorifié, et Vercingétorix, « *loser* magnifique », inaugurait une longue série. Le ton était donné, et la suite allait conforter les plus redoutables cancres dans la conviction que leur Histoire est une galerie de portraits exemplaires. Mais de quoi ces héros de l'histoire de France sont-ils les modèles ? Quelles vertus, après Vercingétorix, nos Clovis, nos Jeanne d'Arc, nos Bayard incarnent-ils ? Tous étaient bien sûr de « bons Français », mais il fallait plus que cela pour se distinguer et accéder au statut de grande figure de l'Histoire, à commencer par la clairvoyance politique, la sagesse administrative et la bravoure militaire. Surtout, nos héros appartiennent à cette catégorie rare des personnalités capables de saisir une opportunité dans le cours des événements. Pour mieux dire, tous ont su, au bon moment, faire preuve d'audace.

Clovis aurait pu demeurer un chef franc, païen et peut-être un peu fruste, qui régnait sur un peuple installé sur les rives de l'Escaut. Or le barbare belge se fit conquérant victorieux, et pour mieux asseoir son autorité il comprit tout le parti qu'il pouvait tirer de cette autre autorité qui se répandait partout en Occident : celle de l'Église. Il souhaita donc se concilier les bonnes grâces des évêques et le fit savoir à ses guerriers. Poussant l'audace plus loin encore, le païen se fit lui-même chrétien, abandonnant ses divinités pour ne plus adorer que le Dieu unique de son épouse. C'était là une rupture fondamentale, dont les chroniqueurs allaient par la suite s'émerveiller complaisamment, rendant grâces au Dieu en question que la France fût devenue chrétienne. On verra plus loin qu'il ne fallut pas moins d'audace, quelque quinze siècles plus tard, pour rompre avec cette alliance du trône et de l'autel.

Après Clovis vinrent des rois qui manquèrent singulièrement d'audace et d'initiative dans leur comportement. On en fit des rois fainéants... qui n'apparaissaient dans les manuels que pour bien dire aux élèves que la paresse ne menait à rien. Il valait mieux prendre pour exemples ces barons qui secouèrent l'avachissement général pour accéder aux plus hautes fonctions et redresser le pays : Charles Martel, auréolé de gloire après sa victoire à Poitiers, puis son fils Pépin qui envoya aux oubliettes de l'Histoire le dernier Mérovingien pour lui chiper une couronne qui devint « carolingienne ». Ceux-là ont mérité de figurer en bonne place au panthéon de l'Histoire, et la suite est tout aussi élogieuse : Hugues Capet, Guillaume le Conquérant (les Anglais s'en souviennent encore... N'est-il pas le seul à avoir jamais conquis une île quand tous les autres par la suite – Napoléon ou Hitler – ont échoué ?), Philippe Auguste le vainqueur de Bouvines (la République, souvent défaite, adore les vainqueurs), Philippe le Bel qui tint tête au pape (la République anticléricale adore aussi...).

L'histoire étant toujours écrite par les vainqueurs, la République s'arrogeait la prérogative de ne retenir dans cette galerie de portraits que ceux qui le méritaient à ses yeux. De Saint Louis on oubliera l'austérité d'un caractère trop dévot et l'échec pitoyable de ses expéditions en Terre sainte pour applaudir la grande réforme de la Justice dont il fut l'initiateur. De Charles V on louera la sagesse et la prudence dans le gouvernement, non sans se féliciter qu'il fut loyalement servi par un grand homme de guerre, Du Guesclin, digne devancier de nos valeureux officiers d'état-major… De François Ier on se souviendra avec une fierté cocardière de sa grande victoire de Marignan. Du « bon roi Henri IV », on vantera l'audace d'avoir imposé l'édit de Nantes qui apportait enfin la concorde religieuse à un royaume déchiré durant des décennies par les épouvantables guerres de religion. Cet édit n'était d'ailleurs rien moins que les lointaines prémices de la grande loi de 1905 sur la laïcité. Où l'on voit bien que l'histoire nationale telle que la IIIe République en a fixé les canons est une histoire-propagande qui puise dans le passé pour nourrir un présent plein de promesses. Et puisqu'elle s'adresse à des écoliers, il convient qu'elle soit illustrée des exemples les plus propres à exciter leur imagination afin de préparer la jeunesse de France à construire le nouveau régime. Il lui faudra pour cela du tempérament, du courage et de la ténacité. Ce que lui enseigne la leçon d'Histoire, c'est que « la chance sourit aux audacieux » et que rien de grand ne s'est fait sans la volonté de quelques-uns de rompre avec les usages, d'outrepasser les règles, les lois et les conventions, de mépriser les appels à trop de prudence. Bref, tout indique à l'élève citoyen que l'audace d'entreprendre est l'un des puissants moteurs de notre histoire de France. « Osons, osons, qu'un sang impur… »

Des héros étouffants

À en croire les experts évoqués plus haut, la leçon d'histoire n'a pas été bien apprise, et les modèles les plus illustres offerts à l'édification des plus jeunes n'auraient pas permis que l'audace fût, en France, la chose la mieux partagée. De fait, les grandes figures de notre Histoire ont beau se présenter comme des modèles de talent militaire, de vertu politique ou de génie scientifique, elles sont pour l'écolier des invitations à la rêverie bien davantage que des exemples à suivre dans sa conduite personnelle. L'école a pour ambition de former des citoyens, pas des héros, et si l'on rappelle sans cesse aux enfants les hauts faits et la hardiesse de leurs grands Anciens, on leur inculque dans le même temps la discipline et la soumission nécessaires au bon ordre des sociétés civilisées. Pas ou peu de place donc pour l'initiative. C'est l'apparent paradoxe de la leçon d'histoire : donner en modèle aux élèves des héros sortis du lot, et prier ces mêmes élèves de tenir leur place dans les rangs. Ils le font d'autant mieux que les modèles proposés sont auréolés d'une gloire inaccessible, réservée à un petit nombre. Les élus sont si rares que chacun comprend vite qu'il n'en sera pas, et renonce facilement, avec cet alibi commode : l'époque ne se prête guère à l'héroïsme. Car le sacrifice de Jeanne d'Arc n'est-il pas tout entier déterminé par la guerre avec l'Anglais ? La Révolution française qui n'en finit pas de se chercher une issue honorable « n'invente-t-elle pas » Bonaparte ? Et comme Vercingétorix, de Gaulle n'a-t-il pas eu l'occasion inespérée d'être grand dans la défaite de mai-juin 1940 ? Celles et ceux qui ont su faire preuve d'audace ne l'auraient fait que dans des conditions historiques précises et périlleuses. Il faudrait donc des conditions extraordinaires pour révéler un tempérament hors du commun, et pour beaucoup, le constat est vite fait : les conditions manquent... alors autant ne rien tenter ! Et puis, à quoi bon tenter quelque chose quand une rapide introspection suffit à considérer que l'on n'a vraiment pas la trempe. Il n'est pas donné à tout le monde d'être vêtu de l'étoffe des héros, et les habits de l'empereur Napoléon sont décidément trop grands pour le commun des mortels.

Cet empereur n'est-il pas, dans notre série de portraits, l'exemple achevé du parfait audacieux ? Audacieux déjà dans la cour de l'école militaire ; audacieux à Toulon ; audacieux en Vendémiaire pour sauver la Constituante ; audacieux à Arcole ; audacieux devant les pyramides ; audacieux à Saint-Cloud ; suffisamment audacieux pour oser, en bon républicain, ceindre une couronne impériale ; audacieux à Austerlitz, à Friedland, à Wagram ; audacieux toujours (et sans doute un peu trop...) en 1812 au moment de pénétrer en Russie ; audacieux dans son retour de l'île d'Elbe ; audacieux encore et enfin à Waterloo... Waterloo où éclate l'audace toute française du général Cambronne ! À lui seul Napoléon Bonaparte semble une définition de l'audace : courage, impétuosité, témérité... Tout l'audacieux est là : celui qui n'hésite plus, qui méprise les obstacles, ignore les convenances au risque de l'effronterie. Comment dès lors espérer égaler un tel géant ? Plus proche de nous, de Gaulle est cet autre géant qui ne laisse guère de place aux concurrents et moins d'espoir encore aux émules. Les héros de l'histoire de France sont des exemples difficiles à suivre.

La mariée était trop belle

Est-on cependant condamné à toujours hésiter entre admiration béate et impuissance dans l'action ? Doit-on se résoudre à ne jamais oser, écrasés par le poids de modèles un peu trop « top » ? Sans doute pas, et l'espoir demeure, même pour les plus timorés d'entre nous. D'abord parce que tout reste permis à chacun. Ensuite parce qu'une fois passée l'innocence du cours élémentaire, l'élève perçoit clairement que certains des glorieux épisodes de son Histoire ont toute l'apparence de la fable. Les magistrales audaces qu'on lui a servies en exemples en sont-elles réellement ? Quelques-unes d'entre elles suffiront à démontrer que l'école républicaine nous l'a parfois baillé un peu trop belle. Considérons la plus vierge des héroïnes nationales : Jeanne, cette « sainte laïque » parée de toutes les vertus du courage, de l'audace et du sacrifice. Son aura est telle que tout le monde ou presque se l'est appropriée, depuis les royalistes jusqu'aux républicains en passant bien sûr par les catholiques. Les communistes n'ont pas été en reste. La Résistance et Vichy non plus...

C'est dire l'unanimité d'une jeune fille un peu facile ! Si Jeanne la Pucelle ne se refuse à personne, elle se dérobe pourtant à tous, et d'abord à l'entendement des historiens qui peinent encore à dénouer l'écheveau mystérieux d'intrigues politiques et de pseudo-miracles qui ont permis à la jeune fille de surgir sur la scène historique, comme ce *deus ex machina* dont la machinerie est camouflée.

Ces mêmes historiens sont encore incapables d'apporter une explication rigoureuse à un événement aussi soudain qu'étrange. Car quoi, une guerre de Cent Ans trouverait son issue (ou presque) dans l'in(ter)vention d'une jeune fille qui ne connaît rien au maniement des armes et à la conduite des troupes, que le dauphin (promis juré !) ne connaît pas et qui lui confie pourtant son armée à la tête de laquelle elle s'en va bouter l'Anglais hors du royaume. Mieux encore : tombée entre les mains de l'ennemi perfide, la bergère immaculée est immolée, achevant par son martyre sublime d'offrir à l'histoire de France le plus beau et le plus pur exemple du sacrifice. On nous cacherait quelque chose que je n'en serai pas autrement surpris, et sans doute vaut-il mieux suivre Voltaire : « *... le plus grand de ses rares travaux fut de garder un an son pucelage* »...

Un autre exemple fameux nous renvoie à cette page inoubliable de notre histoire : la Révolution française. La prise de la Bastille, l'abolition des privilèges, la Déclaration des droits de l'homme et du citoyen... vaste programme ! Or tout cela manque être balayé par la guerre, et dans un sursaut d'orgueil les Français prennent les armes, répondant à l'exhortation célèbre de Danton que Gérald Karsenti rappelle dans la préface à cet ouvrage : « De l'audace, encore de l'audace, toujours de l'audace ! » La suite est connue : le 20 septembre 1792, à l'ombre des ailes du moulin de Valmy, les soldats-citoyens font preuve de cette audace toute française et résistent héroïquement aux assauts de l'ennemi prussien. Encouragés par un chef exemplaire, Kellermann, ils mettent en déroute les bataillons du duc de Brunswick qui s'en retourne chez lui penaud. Même le grand poète Goethe y va de son mot célèbre : « De ce lieu et de ce jour date une époque nouvelle dans l'histoire du monde ; vous pourrez dire que vous y étiez ! » Le lendemain, la royauté en France était abolie.

Or il faut bien l'admettre : la réalité fut tout autre. Oui, Valmy fut bel et bien une victoire qui permit à la Révolution de suivre son cours. Mais on est loin de l'exploit militaire si longtemps magnifié. Pour certains, la bataille n'aurait été qu'une « simple canonnade ». Pour d'autres, l'affaire aurait été réglée « à l'amiable » par Danton et Brunswick, le premier corrompant le second avec quelques-uns des bijoux de la couronne opportunément dérobés quatre jours auparavant au garde-meuble national. Quoi qu'il en soit, la « nation en armes », à Valmy, n'a pas eu l'audace qu'on lui prête, et si la tempête de 1999 a abattu le célèbre moulin, elle n'a pas détruit la légende.

Veut-on un autre exemple de ces « fausses audaces » de notre histoire ? Prenons le taxi pour aller des Invalides à Nanteuil-le-Haudouin. Un de ces fameux taxis de la Marne réquisitionnés en urgence pour stopper l'avance des troupes allemandes menaçant la capitale en septembre 1914. L'épopée est bien connue. Elle s'est fixée dans la mémoire collective comme un de ces hauts faits de bravoure dont ont toujours su faire preuve nos braves pioupious.

Or la bataille de la Marne ne doit absolument rien aux taxis. Rappelons les faits : la guerre est mal engagée ; les Français battent en retraite (pardon, les Français opèrent un audacieux repli tactique...) ; Paris est menacée ; le général Galliéni réquisitionne les taxis pour porter sur le front des soldats. Combien ? Quatre mille hommes, pas davantage, soit trois fois rien, jetés dans une formidable bataille rassemblant des centaines de milliers de soldats.

Il s'agit en outre de soldats épuisés par les combats précédents et que l'on préfère garder en réserve, sans les engager. Là encore l'Histoire nous sert donc une légende un peu trop belle, en même temps qu'elle nous laisse une facture (70 102 francs) payée rubis sur l'ongle par le Trésor public à la Compagnie française des automobiles de place (enregistrée à la préfecture de police sous le matricule G7...).

Enfin, comment ne pas voir que le roman national, résolument optimiste, ne cesse d'emboucher les trompettes de la renommée alors que l'on n'entend le plus souvent que le clairon de la défaite ? ! Depuis la fougue des tribus gauloises jusqu'au sacrifice des poilus de 14-18 (autres glorieux moustachus !), l'Histoire de France s'écrit sur les champs de bataille. Las, le Français, toujours brave et intrépide, n'en sort que rarement vainqueur : Alésia, Crécy, Poitiers, Azincourt, Pavie... À Pavie justement, François Ier lâche ce mot célèbre et très français : « Tout est perdu fors l'honneur. » Cela ne l'empêchera pas d'être fait prisonnier à l'issue d'une cuisante défaite...

Veut-on des exemples plus récents de cette constance dans la déroute ? L'humiliante déculottée du prince de Soubise à la bataille de Rossbach durant la calamiteuse guerre de Sept Ans ; le cinglant revers infligé à Napoléon à Sedan en 1870 ; le consternant désastre de mai-juin 1940 ; la pitoyable (et pourtant parfaitement prévisible) chute de Diên Biên Phu en mai 1954. Chaque fois le schéma est le même : sentiment de supériorité, bravoure excessive, orgueil démesuré... plus de cœur que de cervelle ! Et chaque fois l'issue est la même. Or l'audace n'est pas dans la gloriole, moins encore dans l'héroïsme inutile. Notre propos n'est pas de revisiter une Histoire officielle pour la déconstruire, mais d'en souligner les exagérations et peut-être d'en affaiblir les mythes. Ce faisant, on voit que l'audace n'est pas toujours là où l'on veut nous le faire croire, et que les plus hésitants d'entre nous peuvent à bon droit se croire capables, eux aussi, de prétendre au succès sans craindre de n'être pas à la hauteur de modèles offerts à notre admiration alors qu'ils ne la méritent pas toujours.

L'audace pour tous

Reste à savoir si l'on osera davantage maintenant que l'on sait que les exemples étouffants qui peut-être bridaient notre initiative tiennent parfois de l'esbroufe. On combattra sans doute mieux notre incurable pusillanimité en se persuadant que notre Histoire est tout autant pleine de fausses audaces que de vrais mais discrets moments où le courage d'entreprendre a été un puissant moteur. Et ceux qui en furent les acteurs ont parfois disparu dans un anonymat qui ressemble fort au nôtre. S'il est un tournant capital de l'Histoire de France, c'est bien cette Révolution de 1789 qui a abattu un Ancien Régime, fait disparaître les privilèges, instauré une République, aboli (pour un temps) l'esclavage, renié Dieu, institué le divorce... Chantier énorme, inachevé, qui fut celui de toute une nation.

Or le Français moyen serait certainement en peine (et nous ne lui reprochons pas) de nommer plus d'une dizaine de noms parmi ceux qui furent les acteurs de cet épisode sans pareil. Le plus souvent, seuls trois noms sont encore dans les mémoires : Danton, Marat, Robespierre. Et dans cette trinité révolutionnaire, il y en a deux qui semblent pour toujours voués à la réprobation générale. C'est assez dire que l'incroyable audace de notre Révolution française a été une audace collective.

Il a fallu que des dizaines, des centaines de milliers de citoyens anonymes saisissent l'opportunité d'un instant propice pour révéler un courage, une détermination, un désir irrépressible de passer outre les interdits, de secouer les conventions, de briser le carcan qui les empêchait d'atteindre enfin ce à quoi ils aspiraient le plus. L'une des plus audacieuses réalisations de cette Révolution a été la brutale déchristianisation de la fille aînée de l'Église. On a rarement vu dans l'histoire des civilisations une nation défier Dieu à ce point ! Le combat, inégal, n'a pas été entièrement gagné, mais il a laissé des traces profondes qui ont conduit, longtemps après, à l'adoption de la « grande loi » de 1905 sur la séparation des Églises et de l'État. L'histoire la plus contemporaine, pour ne pas dire l'actualité, montre bien que cette laïcité française (qui n'a presque pas d'équivalent dans le monde) est sans conteste l'une des plus grandes audaces de la République, ce à quoi personne ne songe ordinairement. On avait pris l'habitude d'y voir une simple disposition organisant la vie publique, un mode de sociabilité devenu familier aux Français, qui depuis des décennies n'y prêtaient plus guère attention.

Mais l'Histoire n'est pas un long fleuve tranquille, et ce qui semblait être le gage d'un apaisement est redevenu brutalement un enjeu d'une brûlante actualité.

Or là encore, qui saurait nommer les promoteurs de cette loi de 1905 ? À quel héros de notre histoire politique doit-on cette disposition fondamentale ? Nul ne le sait vraiment, et l'on voit que les entreprises les plus osées peuvent être le fait de gens sans aucun doute ordinaires. Nous voulons montrer par là que l'audace n'est pas forcément l'apanage de héros glorieux. Nous pourrions multiplier à l'envi les exemples de grandes réalisations auxquelles ne s'attache aucun nom ou presque. Prenons le Front populaire, aujourd'hui teinté d'une nostalgie en noir et blanc au son de l'accordéon… Il y a bien la grande figure de Léon Blum, lequel pourtant n'apparaît jamais dans les palmarès désignant régulièrement les grands héros de notre histoire. Et pourtant, là aussi, l'histoire politique et sociale de la France prend un tournant décisif. Les grandes réformes du Front pop' peuvent aujourd'hui sembler d'une banalité confondante, elles résultaient pourtant, en 1936, d'une audace sans pareille, à commencer par la plus célèbre : l'instauration, à la surprise générale, des congés payés, qui renvoie les 35 heures au rayon des amusettes.

À une époque où l'on reproche souvent aux responsables politiques un évident manque de courage, il serait bon de reconsidérer à sa juste valeur ce qu'osa imposer, contre vents et marées, le Front populaire. Nous ne pouvons finir sans évoquer ce moment crucial de notre Histoire récente, la Seconde Guerre mondiale, qui a vu des centaines de milliers de Français être confrontés à des choix qui allaient engager leur existence.

Et bien sûr nos grands héros sont ceux qui ont fait le choix de la Résistance. L'épopée de « l'armée des ombres » est aujourd'hui bien connue. Elle a eu très tôt ses grandes figures et ses martyrs ; nous songeons bien sûr à Jean Moulin. À Jean Moulin, soit, mais à qui d'autre ? À Pierre Brossolette, relégué dans l'oubli avant d'être « panthéonisé » soixante-dix ans plus tard, en 2015 ? Qui connaît encore le Cherbourgeois Jacques Hébert, ou bien Pierre Simonet, Louis Cortot, André Salvat ? Ceux-là pourtant comptent parmi les quelques Compagnons de la Libération (ils étaient 1 038) encore vivants aujourd'hui. Et que dire des dizaines de milliers d'anonymes qui, au péril de leur vie, ont eu le courage d'une audace formidable ? Ces héros discrets nous montrent bien que l'audace la plus grande s'accommode parfaitement de la simplicité des gens normaux.

Ainsi, notre récit national s'est longtemps complu dans l'adoration excessive de ceux qu'elle portait au pinacle. Ce faisant, elle a offert en modèles des personnages hors d'atteinte, et les moins audacieux d'entre nous ont pu se convaincre un peu trop facilement que leur propre ambition était par nature limitée. Or, on l'a vu, les légendes sont parfois trop belles, enjolivées par le désir d'écrire une mythologie nationale.

À côté de ces grandes figures de notre Histoire, toute une cohorte d'anonymes, de gens discrets, en ont été également les acteurs, et tout indique que nous aurions fort bien pu compter parmi eux. D'ailleurs, le plus héroïque des Français n'est-il pas un soldat inconnu ?

CAHIER CENTRAL

CHECK-LIST
DE L'AUDACIEUX

Vous venez d'identifier une opportunité d'audace... Voici une méthodologie destinée à vous permettre de traiter cette opportunité de A à Z en sept étapes.

Étape 1 : situation et objectif

Analysez à la fois la situation actuelle et le but recherché.

Intégrez le facteur temps pour l'analyse, pour le choix du niveau d'audace, et pour la mise en œuvre.

Évaluez l'importance de votre motivation (est-ce que cela sert votre passion ?), de votre niveau de compétence dans ce domaine et de votre niveau d'énergie disponible pour cette opportunité (le jeu en vaut-il la chandelle ?).

Étape 2 : niveau d'audace privilégié

Reprenez le diagramme du chapitre 2, et considérez l'option la plus extravagante que vous puissiez imaginer.

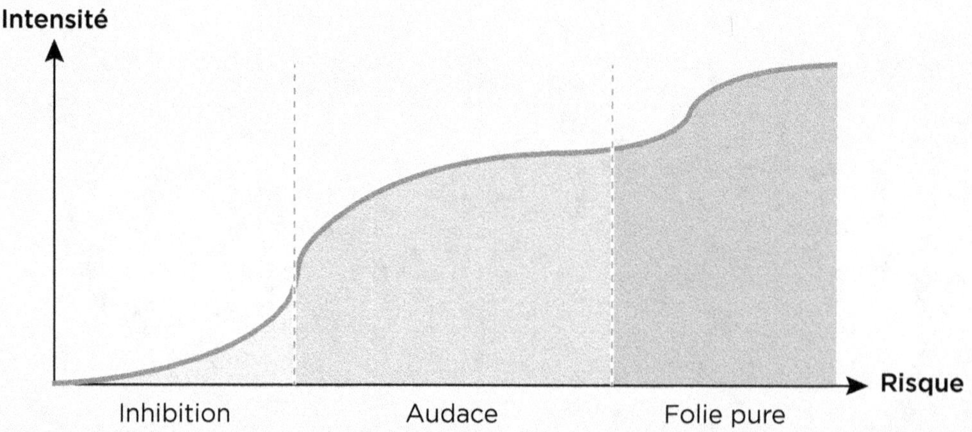

Puis diminuez progressivement l'intensité de vos options jusqu'à ce que le niveau d'audace concerné vous semble réaliste. Enfin, continuez d'en diminuer l'intensité en examinant les plus passives (sachant que celles-ci comportent également des risques, bien que différents…).

Notez-les sur le graphe ci-dessus en les numérotant.

▬▬▬ Étape 3 : analyse des options

Faites passer vos options numérotées par les sept filtres suivants :

- le coût : temps, énergie, budget ;
- le risque, notamment les ratios : résultats/risques et résultats/difficultés ;
- les avantages en cas de succès ;
- la cohérence, l'évidence, pour vous par rapport à vos compétences ;
- les conséquences en cas d'échec : réputation, relations, etc. ;
- les enjeux cachés ou secondaires ;
- les possibilités de réessayer : Comment ? Quand ? Avec qui ?

▬▬▬ Étape 4 : choix de la stratégie

Vous devez être convaincu que vous allez trouver plus d'intérêt à être audacieux qu'à ne pas l'être.

Pour cela, sélectionnez l'option d'audace qui correspond le mieux à la fois à la situation, à vos objectifs et à votre personnalité.

En ce qui concerne vos traits de personnalité, l'audace dont vous ferez preuve vous permettra de réussir dans des domaines différents. À titre d'illustration, voici quelques possibilités parmi des centaines :

- rigueur : votre audace s'appliquera à la finance, à la législation, aux systèmes ;
- détermination : votre audace s'appliquera aux records (sportifs, techniques, commerciaux) ;
- imagination : votre audace s'appliquera aux inventions de toutes sortes, aux romans ;
- provocation : votre audace s'appliquera à l'opposition politique, à la scène ;
- rapidité : votre audace s'appliquera aux challenges, aux débats, aux défis ;

○ courage : votre audace s'appliquera à la lutte contre les abus, les excès, les diktats ;

○ bravoure : votre audace s'appliquera aux sports extrêmes, aux opérations commando, aux risques physiques ;

○ ego : votre audace s'appliquera au leadership, à la politique, à la radio, à la télé ;

○ ambition : votre audace s'appliquera à la direction d'entreprise, au gouvernement ;

○ rêverie : votre audace s'appliquera à la recherche d'un monde meilleur !

Puis vous devez déterminer si vous pouvez équilibrer les proportions des trois tranches du cercle ci-dessous :

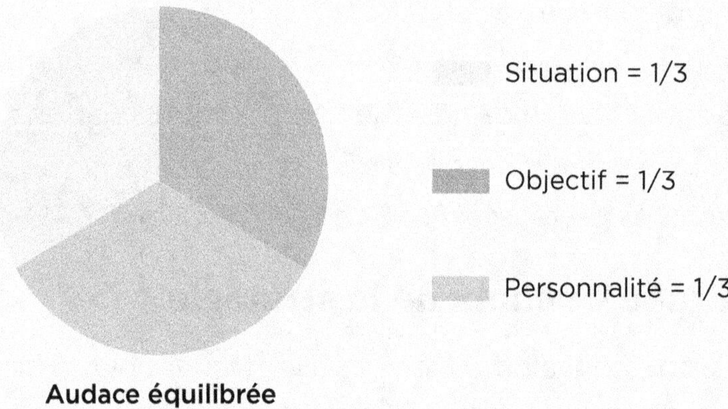

Audace équilibrée

▬▬▬ Étape 5 : préparation de l'action

Organisez, planifiez, préparez-vous à l'action qui fera suite au choix effectué, communiquez éventuellement aux tiers concernés les informations nécessaires.

▬▬▬ Étape 6 : mise en œuvre

Le succès de l'étape 6 est conditionné par la qualité de la gestion d'aléas, des problèmes et des obstacles qui vont jalonner la mise en œuvre de votre projet.

Posez-vous la question : quelle réactivité adopter en temps réel : ne rien changer[1] ou faire preuve d'audace créative ?

---

1 Cf. ténacité, courage et persévérance au chapitre 7.

Soyez très vigilant face aux réactions d'ordre humain et/ou technique : changement d'attitude de vos partenaires — jalousie, récupération par des tiers... — et blocages par les administrations — délais allongés, problèmes financiers, etc.

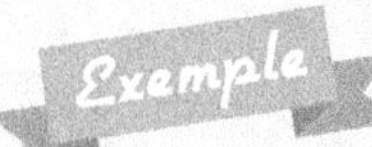

Il est difficile d'imaginer la quantité d'obstacles qu'a dû rencontrer l'équipe en charge du projet de construction de la réplique de la frégate *L'Hermione* depuis l'idée fondatrice jusqu'à sa mise à l'eau ! Elle a cependant réussi sa première traversée de l'Atlantique !

Étape 7 : bilan et enseignements

Finalisation ; bilan ; enseignements pour l'avenir ; capitalisation sur la nouvelle situation obtenue ; augmentation de votre confiance en vous. Détermination de la suite à donner à ce projet. Modifications éventuelles : nouvelle équipe, moyens à mettre en œuvre, préparation, etc.

PARTIE II

L'audace, c'est se donner la permission de s'exprimer pleinement. Mais il y a plusieurs façons de s'exprimer, représentées par des niveaux croissants, que nous allons analyser dans les trois prochains chapitres de cette partie.

Le premier niveau, celui qui n'engage que vous, c'est l'audace de penser ce que vous voulez (chapitre 5) quand vous le voulez, où vous le voulez ; rien ni personne ne peut vous en empêcher.

Le deuxième niveau consiste à utiliser votre audace pour communiquer avec autrui, faire passer un message, apprendre, négocier, obtenir quelque chose, que ce soit de façon verbale ou écrite (chapitre 6).

Enfin l'audace d'agir est le stade ultime auquel vous aspirez, car il vous permet de réaliser des choses, de marquer les esprits, de faire progresser le système dans lequel vous évoluez (chapitre 7).

Le dernier chapitre, rédigé par Pascal Vancutsem, va vous faire entrer dans l'univers passionnant de l'approche neurocognitive et comportementale. Vous allez comprendre comment les différentes parties de votre cerveau fonctionnent, et quels sont les exercices à réaliser pour mieux utiliser vos capacités quasi infinies de développement.

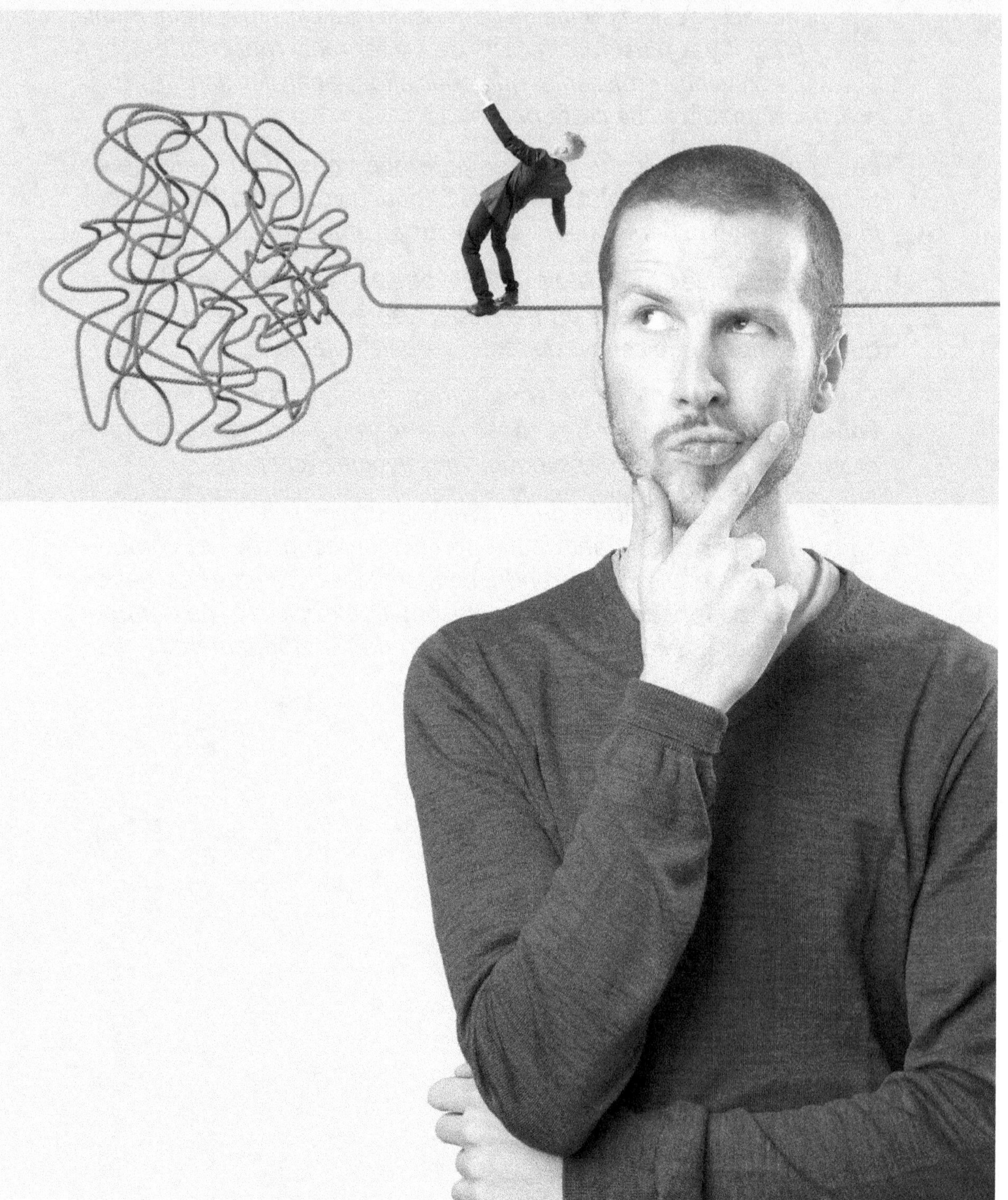

Chapitre 5

L'AUDACE DE **PENSER**

> *« Ceux qui pensent avoir assez pensé et assez appris sont sur une trajectoire négative d'inconscience croissante. »*
>
> Nathaniel Branden.

Nous l'avons évoqué précédemment : les cultures familiale, éducative, sociale et professionnelle actuelles n'incitent pas toujours à penser librement, bien au contraire ! Or, pour faire preuve d'audace, vous savez maintenant qu'il faut être en mesure d'imaginer à la fois quelque chose de *différent*, de *plus important* et de *plus surprenant (rappelez-vous : audace = # + > + ?...)* que ce qui existe déjà.

Ce chapitre aurait pu s'intituler : « Penser l'audace » au lieu de « L'audace de penser », mais en fait les deux approches sont à la fois complémentaires et concentriques !

S'autoriser à être créatif

En fait, on a tendance à conclure trop partiellement et trop vite, sans même attendre la réponse ou se renseigner sur les faits objectifs. Or, à force d'anticiper, on ne tente plus.

Tout ce passe alors comme si l'on était atteint d'une forme de paresse intellectuelle orientée vers la fuite devant la lutte, la difficulté ou l'innovation, par crainte d'échouer ou même – pourquoi pas ? – de réussir...

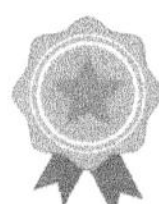 ### L'avis de l'expert

En fait, on ne peut pas ne pas penser ; ce qui revient à dire que l'on ne peut pas ne pas interpréter, juger, ruminer, anticiper. On accorde un sens à tout pour pouvoir faire face, soit en se rassurant, soit en limitant le risque. La solution consiste à prendre conscience de cet automatisme pour ne pas se laisser piéger mentalement et ainsi récupérer sa liberté de penser.

Pour mettre l'audace au service de votre imagination, il vous faut d'abord vous sentir libre de penser, c'est-à-dire d'imaginer.

La seule chose que rien ni personne ne peut vous interdire, c'est de penser. Penser en termes d'audace vous permet de vous roder, de vous entraîner avant d'agir. Plus vous acquerrez de pratique, plus vous penserez vite, et plus votre intuition sera confortée par l'expérience accumulée. Vous pourrez alors voir votre champ d'audace s'élargir.

Cependant, aujourd'hui, dès qu'il s'agit de faire partager sa pensée, l'exercice devient difficile : la pensée unique, l'uniformisation de notre vie quotidienne entre le RER du matin et celui du soir, le manque de liberté d'expression en public, les risques de critiques – voire de procès – ont souvent raison de notre indépendance intellectuelle en décourageant toute initiative vite considérée comme contestataire.

Libérez-vous mentalement !

La meilleure façon de penser *out-of-the-box* (cf. la théorie de la pensée latérale de Edward de Bono) n'est pas de s'éloigner du référentiel de la boîte dans laquelle sont emmagasinées la normalité, la tradition, les habitudes, etc., mais de l'ignorer complètement afin d'éviter tout *ancrage* psychologique, c'est-à-dire toute référence à ce qui existe déjà.

Imaginez ce qui n'existe pas encore !

En regardant autour de vous, dans la rue, dans le train, en avion, en bateau, dans les magasins, posez-vous la question : qu'est-ce qui n'existe pas ? De quoi aurait-on besoin ? A-t-on déjà tout inventé ? Or, s'il est relativement facile de réfléchir à ce qui pourrait s'améliorer ou fonctionner mieux, imaginer ce qui n'existe pas encore nécessite un déclic particulier dans votre cerveau. Vous serez en effet plus créatif en partant de l'objectif – pour revenir après vers les aspects réalistes de votre idée – qu'en partant de l'existant.

Positivez !

Imaginez qu'aucun obstacle ne viendra entraver votre coup d'audace et que, quoi qu'il arrive, les conséquences seront positives pour vous.

Cela équivaut alors à basculer dans un état mental qui sollicitera une autre partie de vous ; cela stimule une intelligence particulière qui accroît votre capacité à relativiser les inconvénients liés à l'audace.

Inversez tous les dictons !

N'acceptez plus systématiquement les vieux dictons paralysants que l'on vous jette en pâture comme des lois de l'univers depuis votre tendre enfance, avec pour conséquence de vous laver le cerveau. Au contraire, entraînez-vous à les inverser.

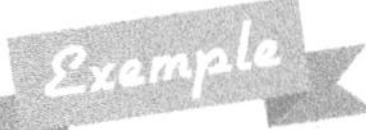

« Un tiens vaut mieux que deux tu l'auras » : *quid* de l'investissement ? Souhaite-t-on privilégier la thésaurisation au détriment du développement économique ?

« Ne pas vendre la peau de l'ours avant de l'avoir tué » : pourquoi aller chasser l'ours si l'on n'a aucune chance de vendre sa peau (à un bon prix) ?

« Connais pas – aime pas » : il n'y a qu'à observer l'ambiance joyeuse dans les immeubles des grandes villes !

« Il n'y a que les imbéciles qui ne changent pas d'avis » : souhaite-t-on créer un monde de velléitaires ? La ténacité et la détermination sont-elles des tares en France ?

« La raison du plus fort est toujours la meilleure » : le plus fort ou le plus intelligent ? À terme, la force perd toujours...

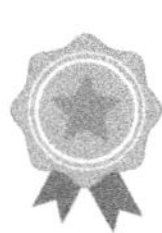

L'avis de l'expert

Afin de produire des pensées audacieuses et de créer une évidence de l'audace, il convient de se représenter ce qu'elle est, c'est-à-dire la définir concrètement puis se faire plaisir en s'imaginant déjà audacieux, sans limites, en se laissant porter sans censure par la force de l'imaginaire, en ne se préoccupant pas de ce qui est bien ou pas bien, de ce qui est possible ou non.

S'affranchir des inhibitions

Les non-audacieux aiment s'immerger, se fondre, se noyer dans la masse, souvent par peur de se mettre à découvert. Peut-être ont-ils été formatés par leur environnement familial, politique, social ou administratif ? Ou peut-être n'ont-ils pas appris à s'imposer d'eux-mêmes ?

Nous vous avons demandé au chapitre 1 quels étaient vos principales limitations. En fait, elles sont représentées par tout ce qui vous empêche d'agir. Et au premier plan se trouve la peur du regard de l'autre comme grande limitation de l'audace. S'affranchir du regard de l'autre est donc une priorité absolue. Plusieurs techniques sont proposées ci-dessous.

Ignorez les blocages !

Commencer par supprimer les blocages paralysants pour des raisons arbitraires, ou liées à votre personne.

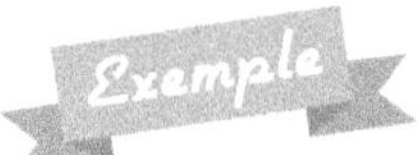

« Les Chinois, les Libanais, les Néerlandais… sont meilleurs négociateurs que nous. »

« Je ne peux pas l'inviter car il est d'un niveau social supérieur au mien. »

« Je ne m'entendrai jamais avec lui car nous sommes trop différents. »

« Il/elle est beaucoup plus jeune que moi. »…

Oubliez la peur !

Libérez-vous de l'anxiété d'être rejeté par des personnes ou des groupes parce que votre niveau d'audace est supérieur au leur ; c'est leur problème, pas le vôtre. De toute façon, si quelqu'un a l'intention de mettre fin à votre relation, il trouvera toujours un moyen de le faire. Autant le savoir sans perdre de temps…

Affirmez-vous !

N'ayez plus peur du ridicule, peur de vous distinguer, peur de vous faire remarquer et, surtout, peur des réactions imaginées des tiers, qui sont autant de freins à l'audace. Deux sources d'inhibition sont à viser en priorité : vos interlocuteurs-cibles d'une part, et vos proches ou vos témoins d'autre part.

DILEMME

Est-ce qu'il vaut mieux avoir raison tout seul ou tort avec tout le monde ?

Oubliez le défaitisme paralysant !

Prenez l'engagement de ne plus jamais vous surprendre tout seul en flagrant délit de paralysie par défaitisme primaire du type : « C'est infaisable », « Il n'y aura plus de place », « Je n'oserai pas », « Je n'y arriverai pas », « Ça ne va pas marcher »…, car il suffit de croire qu'une chose est impossible pour qu'elle le devienne. En outre, penser que cela ne va pas marcher est l'attitude la pire à adopter car elle est contagieuse[1].

Assumez votre future réussite !

Affranchissez-vous de la peur de réussir, donc d'avoir à assumer votre succès. Oui, cela peut déséquilibrer les relations avec votre environnement immédiat (qu'il vous appartient de gérer), mais surtout cela va vous ouvrir des portes menant à des interlocuteurs passionnants qui seront à votre vrai niveau.

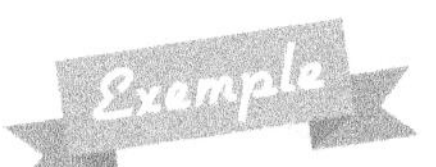

Vous ne pouvez pas prendre votre essor avec des aigles si vous vivez avec des dindes (Garfield le chat).

Entraînez-vous aux refus !

Arrêtez de penser à la place des autres, d'anticiper leurs réactions, en vous bloquant par des : « Il va dire non », « Il n'acceptera jamais », etc. La gestion du refus est une affaire d'entraînement, non pas un facteur de paralysie.

Supprimez les *a priori* !

Ignorez les jugements lapidaires, extirpez-vous de la léthargie de l'environnement qui finirait par influencer votre jugement avec des phrases du type : « Ça ne se fait pas », « C'est certainement interdit », etc.

Opérer des transferts

Le transfert est un mode opératoire extrêmement efficace, car il permet l'accès à une partie du cerveau dont on fait peu usage consciemment.

Les quatre techniques proposées ci-dessous sont assez efficaces car elles font appel à des sources d'inspiration virtuelles.

---

[1]   Cf. les relations toxiques au chapitre 7.

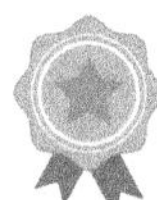

L'avis de l'expert

Puisque nous possédons les ressources pour atteindre nos objectifs, il est plus efficace de débloquer leur accès plutôt que de chercher à en acquérir de nouvelles. À cette fin, les techniques de transfert apportent la solution en se décentrant et suppriment ainsi les tensions bloquant l'accès à nos ressources.

Identifiez-vous à l'un de vos héros !

Choisissez votre audacieux : personnage historique, acteur de cinéma, héros, etc., et identifiez-vous à lui ; demandez-vous ce qu'il ferait à votre place.

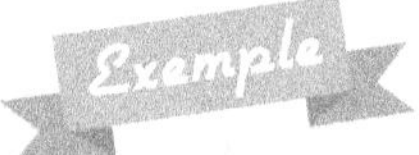

Lorsque je demande à mes clients en coaching ce qu'ils feraient d'audacieux dans une situation particulière s'ils étaient quelqu'un qu'ils admirent, ils trouvent généralement une réponse intéressante, voire « la » réponse la plus sensée !

Jouez les coachs !

Inversement, vous pouvez vous poser la question : « Qu'est-ce que je conseillerais à quelqu'un d'autre que moi dans cette situation ? »

Inspirez-vous des autres !

Consultez une personne-ressource – membre de votre famille, ami, collègue... – qui a la réputation de faire preuve d'audace et mettez-la sur le gril.

Avec l'expérience, et en raisonnant par récurrence (le principe est le suivant : on estime que si cela fonctionne n fois, on a toutes les chances que cela fonctionne $n + 1$ fois), vous allez pouvoir vous passer de cette personne en vous contentant d'imaginer ce qu'elle penserait dans tel cas, car c'est la représentation que nous nous faisons de l'autre qui stimule notre imagination. Il vous suffira alors de chercher à deviner ce que cette personne ferait à votre place pour pouvoir vous en inspirer.

Challengez votre entourage

Lancez des défis indirects. Cela consiste à challenger une personne concernée par votre problème ou projet en prétendant avoir trouvé une solution efficace, alors qu'en fait vous n'y êtes pas arrivé. Elle va se trouver piqué au vif de ne pas avoir trouvé la solution avant vous, et cela devrait l'inciter à rechercher « activement » une solution pour ne pas être de reste. Si vous n'aviez pas la solution auparavant, vous allez l'avoir maintenant…

Définir ses limites

La notion de limite personnelle est difficile à définir (au même titre que l'audace, mais pour des raisons différentes). En effet, on connaît peu ses limites parce que, d'une part celles-ci évoluent, et d'autre part on fait l'erreur de chercher à les dépasser ou à les repousser, plutôt qu'à les optimiser.

Le véritable enjeu consiste plutôt à les découvrir, puisque seule votre expérience va vous permettre d'en imaginer ou d'en deviner les contours.

L'audace va vous permettre également de modifier, revoir ou transcender non pas vos limites, mais celles qui vous sont attibuées par les tiers, par l'habitude et par la routine. Il n'est pas question cependant de franchir la ligne rouge de l'honnêteté en enfreignant les lois, car il ne s'agirait plus d'audace mais de mépris des valeurs fondamentales.

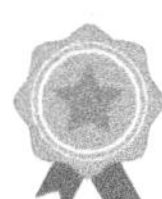 L'avis de l'expert

Nos principales limites sont subjectives et dépendent de nos perceptions ; en ce sens elles ne correspondent pas systématiquement à la réalité et dépendent essentiellement de l'idée que nous nous en faisons. C'est pourquoi il est indispensable de les identifier pour pouvoir les traiter.

Définissez les contours de votre vision

Avant de vous lancer dans l'inconnu, vous devez avoir une vision concernant le sujet que vous avez décidé de traiter, c'est-à-dire être capable d'imaginer les choses telles qu'elles vous inspirent, telles que vous voudriez les voir, et non pas telles qu'elles risquent de devenir si personne ne s'en préoccupe au nom d'un destin hypothétique.

Testez-vous auprès des tiers

Créez des situations qui permettent à des tiers de rebondir sur vos gestes, vos phrases ou vos initiatives ; en fonction de leurs réactions vous pourrez tester votre propre capacité à y donner suite afin de définir les caractéristiques de votre audace, tout en prenant garde de ne pas vous faire influencer.

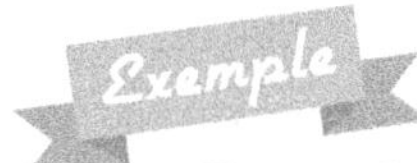

Exemple récent

Un ami rêve de traverser l'Atlantique en voilier, et en parle autour de lui ; on lui présente un marin chevronné qui lui propose de partir sur son bateau à quatre aux Caraïbes début octobre... Aura-t-il l'audace de concrétiser son rêve ? Ou était-ce juste de la conversation ?

Évaluer les risques

Chiffres

Pour 55 % des Français, l'audace est directement associée à la prise de risque, et pour 40 % d'entre eux, ce risque doit être accepté en cas d'échec.

Les risques attachés à l'audace sont bien connus, qu'il s'agisse des aspects sociaux (s'exposer, être rejeté, se faire remarquer, être jugé, passer pour difficile, se marginaliser, s'exclure de votre tribu normée), ou des aspects techniques et financiers (investissements aléatoires, délais intenables, technologie non encore au point, fiabilité non testée, réactions de la concurrence inconnues, etc.).

Les risques peuvent cependant s'appréhender si les enjeux nécessitent une évaluation quantitative ou qualitative.

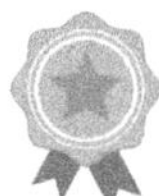

L'avis de l'expert

Notre rapport au risque est une des incohérences humaines. Idéalement, nous aimerions prendre nos décisions sans réels risques ou, plus exactement, nous sommes capables de les concevoir sans véritablement les accepter émotionnellement, ce qui revient à dire que, lorsque nous prenons une décision, nous ne sommes pas réellement prêts à en assumer toutes les conséquences. Or même décider de ne rien faire comporte son propre risque.

La gestion du risque

Il y a une part incontournable d'inconscience dans le risque. Mais la vraie question à se poser concerne le lien entre l'audace et le goût du risque[1].

Y a-t-il une évolution au fil des générations et, dans l'affirmative, dans quelle direction ?

---

1 Cf. le tableau représentant votre GOA du chapitre 2.

On s'orienterait donc vers une acceptation de la notion de risque malgré les difficultés et les découragements engendrés – non pas créés – par l'environnement.

Crainte du risque et risque réel

Séparez bien la crainte du risque de la vraie prise de risque. Certains de nous (les pessimistes) ont tendance à l'exagérer ; d'autres (les réalistes) à le considérer tel qu'il est ; d'autres encore (les enthousiastes) à le sous-estimer pour entraîner l'adhésion de leurs partenaires.

À ce stade, votre intuition va jouer un rôle fondamental. Quel niveau d'intuition avez-vous atteint ? Est-il suffisant pour susciter l'audace en vous ? Savez-vous travailler votre intuition pour alimenter votre réflexion ?

Intuition et rationalité

Si vous estimez que votre intuition risque de vous jouer des tours, vous pouvez la contourner en définissant le risque, en le structurant, en l'évaluant et en le pondérant par rapport aux enjeux concernés à l'aide de logiciels dédiés.

Pourcentage de succès et envie d'essayer

À partir de quel pourcentage de succès anticipé décidez-vous de relever le défi ? Ce pourcentage dépend de chacun de vous... Certains se contentent d'une chance sur deux ; d'autres d'une chance sur dix ; d'autres encore d'une chance sur cent... De toute façon, le risque zéro n'existant pas car des aléas imprévus peuvent s'inviter en cours de réalisation du projet, autant rester assez philosophe sur ce sujet et déterminer le niveau de votre motivation réelle...

Arbitrage entre l'action et la stagnation

Comme il y a toujours un risque, pouvez-vous évaluer celui qui consiste à ne rien faire d'audacieux ? Ennui, stagnation, dégradation progressive de votre situation financière, professionnelle, familiale, ou sociale...

Chiffres

Il semblerait que 42 % des Français se trouvent plus audacieux que leurs parents, contre 24 % qui pensent le contraire ; et 40 % d'entre eux pensent que leurs enfants seront plus audacieux qu'eux, contre seulement 10 % qui pensent le contraire.

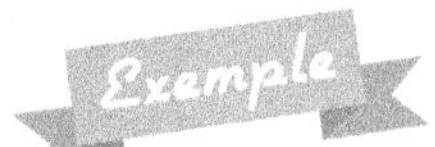

Beaucoup de personnes perdent du temps à se demander si l'on est plus mouillé par la pluie en marchant ou en restant immobile. La question est mal posée ! Il vaut mieux optimiser ses priorités entre : durée sous la pluie et choix de la destination…

Maîtrise des paramètres du risque

Imposez-vous une limite au risque – temps, argent, énergie, confiance – et maintenez-la coûte que coûte. Un des grands pièges dans lesquels nos compatriotes tombent trop souvent est lié à leur trop grand engagement devant un projet pour obtenir le soutien, l'accord ou le vote de leurs pairs ; ils se sentent alors obligés de dépasser le niveau de risque tolérable pour ne pas se désavouer. De la même façon qu'un joueur continue de jouer à quitte ou double alors qu'il a déjà dépassé son budget.

Absence de rétroviseur

Une fois le risque évalué et accepté, refusez de regretter votre choix en cas d'échec, puisque ce risque a été déjà considéré comme acceptable. Cela ne sert à rien, car le passé appartient au passé ; il vaut mieux regarder devant vous afin de déterminer comment capitaliser sur la nouvelle situation rencontrée.

Lucidité et humilité

Interdisez-vous de croire que, parce que votre coup d'audace a réussi une ou plusieurs fois, le risque était bien appréhendé… Il n'y a pas systématiquement de lien de cause à effet, et il convient de rester humble aussi bien devant le succès que devant l'échec.

Et la chance dans tout cela ?

On dit que la chance sourit aux audacieux… Il faut se méfier de ces formules lapidaires, car elles ne traitent que la partie apparente du sujet.

En effet, les audacieux ne sont pas – et n'ont pas de raison d'être – plus chanceux que les autres ! Seulement, ils jouent plus souvent. Vous avez plus de chances de gagner au Loto en jouant souvent qu'en jouant peu ou pas. C'est donc le fait de vous mettre en situation, d'observer ce qui vous entoure, de rechercher des solutions aux problèmes que vous rencontrez, qui vous donne plus d'occasions de réussir ; alors que ce n'est en fait qu'un calcul statistique.

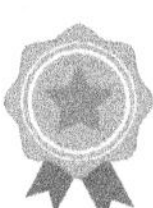

L'avis de l'expert

La chance – ou la malchance – est un concept humain quelque peu simpliste qui nous permet d'alléger notre responsabilité inhérente au fait de vivre ; c'est au contraire en étant réceptif aux opportunités que nous nous mettons en condition de rencontrer cette supposée « chance ».

Acceptez votre TCP (Taux de Chance Personnel)

Réfléchissez à votre taux de chance habituel en rembobinant votre vie. Certains gagnent une fois sur deux, d'autres une fois sur dix. Et vous ? Combien de dossiers ou projets ont réussi par rapport à ceux que vous avez tentés ? Dans quel pourcentage de cas la chance – ou la malchance – vraiment imprévisible a modifié le déroulement d'une de vos actions, voire de votre vie ? Si, par exemple, votre taux de chance est traditionnellement de une sur cinq, commencez par tenter cinq projets !

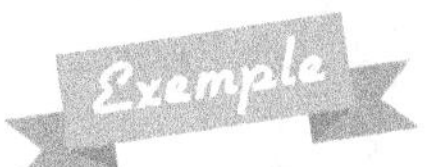

On vous confie le job de vos rêves à 28 ans... Vous commencez à travailler avec enthousiasme lorsque l'on vous apprend qu'un directeur proche de la retraite a été muté dans le service que vous dirigez et, comme il est plus ancien que vous, il se voit confier la direction à votre place... Mais ne perdez pas de temps ! Profitez de votre expérience pour rechercher un poste encore plus élevé ailleurs... Sinon, vous allez vous plaindre de votre malchance.

Ne parlez que lorsque cela améliore le silence

Si certaines personnes, généralement pas très audacieuses, attribuent le succès de l'un de vos coups d'audace à de la chance, laissez-les dire. Cela aura le mérite de les éloigner de tout sentiment de jalousie à votre égard.

Transformez vos échecs en obstacles

L'interdiction d'échouer tue toute audace. La meilleure façon de rester détendu face à un échec – voire une série d'échecs – consiste donc à s'entraîner et à s'y préparer de façon à acquérir le réflexe de rebondir sans être atteint dans sa fierté, son ego ou sa personnalité.

Chiffres

Pour 40 % de Français, accepter le risque de l'échec est un facteur d'audace.

Un échec n'est somme toute qu'un essai non transformé. C'est une éventualité qu'il faut assumer. À vous de positiver en acceptant de ne pas avoir *encore* réussi, afin de mieux réussir. Les sportifs de haut niveau ont parfaitement intégré cette philosophie qui est source de confiance en soi.

Dans le chapitre 7, nous vous proposerons quelques techniques permettant de traiter efficacement les difficultés que vous rencontrez.

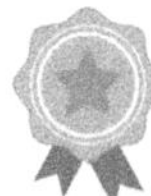

L'avis de l'expert

Puisque l'acceptation de l'échec est inhérente à l'audace, il nous faut apprendre à le relativiser ; la relativisation est l'une des aptitudes que nous avons à notre disposition et qu'il faut savoir déclencher par le questionnement préfrontal.

Démystifiez les raisons de vos échecs

Il vous appartient de faire preuve du courage nécessaire pour analyser tous les paramètres de l'échec (aléas, opposition des tiers, nouvelles réglementations, sous-évaluation des budgets ou des délais...) pour le comprendre et le dépasser.

Posez-vous la question suivante : « Et si j'avais fait preuve de plus d'audace, mes probabilités de succès auraient-elles été plus élevées ? »

Acceptez les contretemps

Traitez tout obstacle comme un contretemps, plutôt que comme un échec personnel. Revoyez éventuellement votre approche, peaufinez votre dossier, réévaluez la situation et relancez-vous.

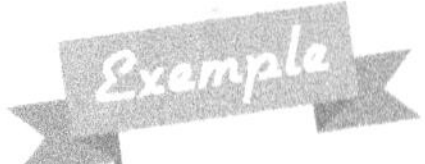

Dans l'article « Pas pratiques ou trop chers, les flops technologiques de 2014 », Jeff Bezos, le patron d'Amazon a... assumé l'échec de son Fire Phone (après une provision de 170 millions de dollars) : « Mon travail est d'encourager les gens à être audacieux. Cela conduit à faire des expérimentations qui sont par nature souvent vouées à l'échec[1]. »

---

[1] *Le Figaro* du 3-4 janvier 2015.

Ne sombrez jamais dans le défaitisme

Il convient de bannir définitivement tout défaitisme du genre : « J'étais sûr que ça ne marcherait pas ; je n'ai jamais de chance ; je m'attendais à ce qu'il dise non ; c'était sûr qu'il y aurait un problème, etc. »

La seule attitude à adopter consiste à accepter tout refus avec placidité, bonne humeur et élégance.

Restez toujours philosophe

Il vous faut accepter de ne pas atteindre systématiquement le résultat recherché par votre audace. Vous vouliez arriver premier ? Vous arrivez second... Vous visiez une médaille olympique ? Vous êtes classé quatrième... Ne vous focalisez pas sur ce que vous considérez comme un échec, et passez à autre chose. Gardez bien à l'esprit que votre mental est proportionnel à votre capacité à relativiser.

UNE QUESTION DE POINT DE VUE

Question à Marius :

« Comment s'est passée la course ?

— Je suis arrivé second.

— Génial ! Et Olive ?

— Il est arrivé avant-dernier.

— Combien étiez-vous ?

— Deux. »

Interdisez-vous les jugements de valeur

Ne dites jamais : « J'ai été nul » ; dites : « Je n'ai pas été bon sur ce coup-là. » C'est très différent en termes d'estime de soi. Il ne faut jamais vous dévaluer, ni même accepter de vous faire dévaluer par des tiers.

En fait, la meilleure façon de vous affranchir d'un échec consiste à vous rattraper à la prochaine occasion. Pour cela, il vous faut accepter de ne pas tout réussir pour mieux réussir. Sans sentiment de culpabilité.

Restez zen...

La colère, qu'elle soit réelle ou feinte, inhibe une partie de nos moyens en temps réel. Sans s'inspirer de cas connus, ajoutons juste que le simple fait de dire : « Je suis très en colère », vous met en position de faiblesse devant votre interlocuteur ou votre auditoire.

Gardez votre sang-froid en toutes circonstances. Les grands joueurs de tennis ont la force de caractère d'arriver à cacher leur grande déception devant leur défaite à un match important pour eux. Inspirez-vous d'eux...

Cependant, vous pouvez tactiquement avoir l'audace de montrer volontairement que vous êtes en train de perdre votre sang-froid en cours de conflit, par exemple, pour déstabiliser votre adversaire...

Attaquez « soft »

Commencez à traiter des dossiers sans réels enjeux en sélectionnant des situations sans conséquences.

L'audace, c'est un peu comme se jeter à l'eau ; au début on le fait du bord de la piscine, pas du haut d'un tremplin... Et on nage là où l'on a pied pour commencer. Cela permet de se donner confiance. Certains progressent plus vite que d'autres, sont plus hardis que d'autres, mais peu importe.

Envisagez toutes les issues

Entraînez-vous à simuler les issues possibles à l'avance, et forcez le trait en cas d'anticipation d'échec.

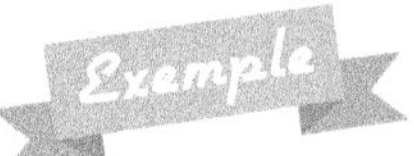

Dans le cas d'entretiens d'embauche, si vous sentez que le poste ne vous convient pas ou que votre CV ne correspond pas au poste recherché, prenez l'initiative ! Soyez le premier à dire que vous ne percevez pas d'issue positive. Impressionnez votre interlocuteur par votre audace.

Entraînez-vous à l'échec

Obligez-vous à faire des expériences avec très peu d'espoir de succès, afin de vous affranchir du complexe de l'échec. Et tant pis si vos interlocuteurs sont surpris de vous voir essayer pour rien...

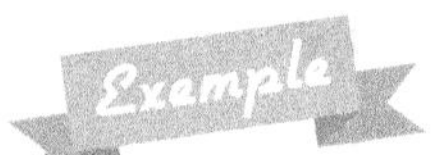

Demander une réduction, négocier un prix dans un magasin ou dans un vide-grenier, modifier des conditions d'abonnement avec un fournisseur d'accès, exiger une chambre avec vue dans un hôtel, négocier votre coopération contre quelque chose...

Identifier des sujets

Afin de vous aider à appliquer des cas concrets aux deux chapitres suivants, nous vous proposons d'identifier et de lister les domaines dans lesquels vous aimeriez pouvoir faire preuve de plus d'audace.

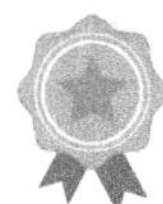

L'avis de l'expert

On ne peut vivre sans définir d'objectifs, même si un grand nombre d'entre eux sont inconscients. En effet, ce sont ces objectifs qui nous permettent d'agir afin de les atteindre ; l'enjeu consiste donc à savoir les définir ; et puisque c'est vrai pour la nature humaine, c'est encore plus vrai pour l'audace.

Nous vous suggérons de sélectionner des sujets susceptibles de vous apporter rapidement des petits succès pour vous entraîner ; mais surtout, ne dépréciez pas l'audace dans des sujets inutiles ou sans intérêt.

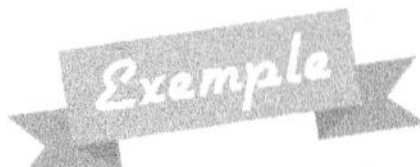

Un ami a essayé en vain pendant des semaines de faire acheter une ampoule de vidéoprojecteur à 180 euros par son association, alors qu'il aurait mieux fait de solliciter un poste de vice-président dans le même temps...

Voici quelques situations d'ordre privé que vous pouvez envisager de traiter :

> dans la rue, en voiture ;

> au restaurant et dans les magasins ;

> au téléphone avec les prestataires : téléphone, EDF, GDF ;

> dans les transports : métros, trains, avions ;

> dans votre immeuble : voisins, syndic ;

> avec vos amis ;

> avec vos enfants, votre famille, et même votre belle-famille...

Voici quelques situations appartenant au monde professionnel que vous pouvez envisager de traiter :

> avec votre patron : demande d'augmentation, de promotion ou de mutation ;

> avec vos collaborateurs : réorganisation de votre département ;

> avec vos collègues : révision des objectifs de la division ;

> avec vos clients : modification des conditions de ventes ou de livraison ;

> avec vos fournisseurs : réorganisation de la supply chain.

Exercice

Pouvez-vous inscrire trois sujets qui vous concernent particulièrement ? Ils peuvent être extraits des exemples ci-dessus ou être liés à des situations – peut-être récurrentes – que vous avez vécues et que vous souhaitez traiter différemment à partir de maintenant.

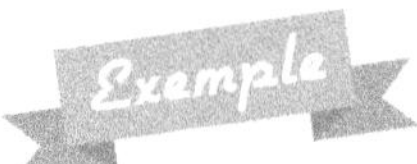

Exemple d'audace quotidienne

Grève de la RATP sur la ligne 1. Vous mettez vingt minutes, rien que pour accéder au quai, tellement il y a de monde... Et puis, juste avant de repartir, le conducteur descend de sa cabine pour vérifier que les portes ferment bien. À ce moment une jeune femme s'engouffre dans la cabine. Le conducteur remonte et le train part. Avec elle. Il a dû y avoir beaucoup d'envieux parmi les spectateurs de la scène, qui ont dû regretter de ne pas l'avoir fait avant ! Fantastique petit coup d'audace : toujours *selon le principe : surprenant*, *fort* et *différent*.

. . . .

. . . .

. . . .

Jouer ou gagner ?

Il convient de faire la différence entre jouer et gagner ; vous pouvez rechercher votre plaisir aussi bien dans le résultat obtenu que dans le process, tant que vous gardez votre objectif à l'esprit. Le process, comme le dit Pierre Morkens, président de l'INC (Institute of NeuroCognitism), est aussi important que le résultat et, partant, il vient en renfort mental de l'audace. Vous vous êtes fait plaisir dans ce dossier ? Bravo.

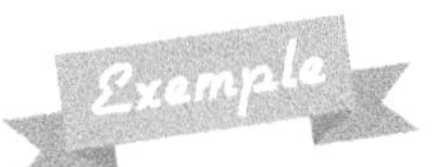

Votre amie vous invite à une partie de *Scrabble* ; vous n'avez jamais joué et cela ne vous tente pas mais vous acceptez. Vous gagnez la partie ; elle se fâche et vous dit : « On t'a demandé de jouer, pas de gagner ! » Plaisir de jouer ou plaisir de gagner ?

Occasion ou larron ?

Comme nous l'avons vu précédemment, et quel que soit le domaine concerné, vous avez le choix entre embrayer sur une opportunité qui s'offre à vous parmi les sujets qui vous inspirent (audace réactive) et créer l'opportunité de toutes pièces (audace proactive).

On dit « l'occasion fait le larron »... Mais le contraire et également vrai : si l'on n'est pas déjà un peu larron, on est incapable de déceler l'occasion. Alors ?

Cas vécu n° 4 : challenge et solution

Le cas vécu ci-dessous est présenté comme un challenge, suivi de la solution qui a été réellement adoptée.

○ Nous insistons sur l'importance du constat, car il représente la clé de la solution à appliquer.

Exposé du challenge

Vous avez un billet Pittsburgh > Washington > Paris. Mais comme vous êtes déjà à Washington vous voudriez juste effectuer la portion Washington > Paris à la même date. Arrivé au bureau de la compagnie, on refuse le changement car votre billet n'est pas valable sans la première portion (*Open jaw*) : il faut retourner à Pittsburgh, prendre l'avion pour Paris avec escale à Washington !

Constat

Les employés de la compagnie pourraient le faire avec un peu de bonne volonté, d'autant plus que vous libérez votre place pour la première portion.

Il n'y a pas de risque à essayer ; de toute façon en cas d'échec le billet est perdu.

Notre solution

Comme tout dépend de l'employé au comptoir et que vous avez échoué dans la première agence de la compagnie où vous vous rendez, vous essayez dans une deuxième agence : même échec...

Pour la troisième – et dernière – agence de Washington, vous décidez de vous asseoir afin d'observer les trois employés et de choisir le plus avenant. Une jeune femme à l'accent allemand semble plus coopérative que les deux autres. Vous allez la voir en lui disant que les Américains sont vraiment plus rigides que les Européens... Elle acquiesce en riant et demande ce qu'elle peut faire pour vous. Oh ! Juste éditer votre carte d'embarquement pour Paris en lui demandant de quelle région d'Allemagne elle est... C'est gagné, *kein broplem* !

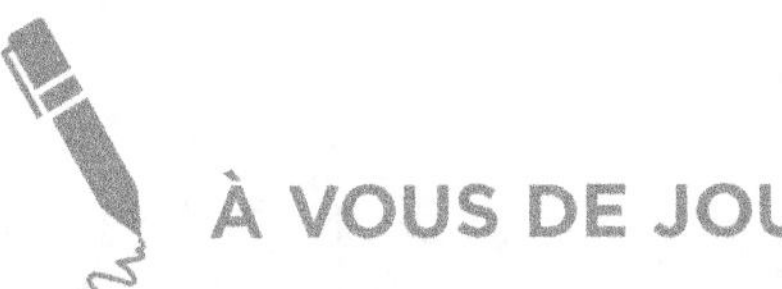

À VOUS DE JOUER !

Les exercices suivants sont des cas vécus qui ont été sélectionnés en fonction du besoin d'audace qu'ils nécessitaient pour réussir.

À vous de trouver des solutions aussi audacieuses – voire plus audacieuses – que celles qui ont été mises en place pour atteindre l'objectif fixé...

Réponses sur demande, exclusivement par e-mail à : quiz@durandy.net.

13 Vous réalisez une mission d'organisation dans une société textile du Maghreb. Pendant que vous déjeunez avec le PDG, les cadres de l'entreprise « craquent » votre ordinateur portable et extraient vos commentaires personnels au vitriol sur chacun d'eux, qu'ils impriment et distribuent aux 300 personnes de l'entreprise. Le PDG, en possession du document, vient vous dire que, vu le côté ubuesque de la situation, le mieux est de mettre fin à votre mission et que vous preniez le premier avion pour Paris.

> **Votre solution ?**

. . . .

. . . .

14 Une des consultantes de votre cabinet est une bavarde pathologique, qui n'écoute rien, et qui parle toujours en même temps que vous (et que ses clients). Votre associé ne sait pas comment lui dire que ce n'est plus possible, mais il n'y a évidemment pas de quoi la licencier pour faute grave ; il vous demande un coup de main pour la convaincre de démissionner d'elle-même sans conflit.

> **Votre solution ?**

. . . .

. . . .

15 Vous devez rejoindre Pittsburgh de Louisville en Greyhound avec 5 000 dollars en petites coupures sur vous. Les chances de vous faire racketter sont très élevées sur un voyage de douze heures en utilisant trois bus... Vous ne voulez surtout pas vous faire dérober vos billets.

> **Votre solution ?**

. . . .

. . . .

16 Vous décidez d'être un précurseur en proposant les premiers audits-export aux PME industrielles de votre région, mais vous n'avez pas la force de frappe médiatique nécessaire.

> **Votre solution ?**

. . . .

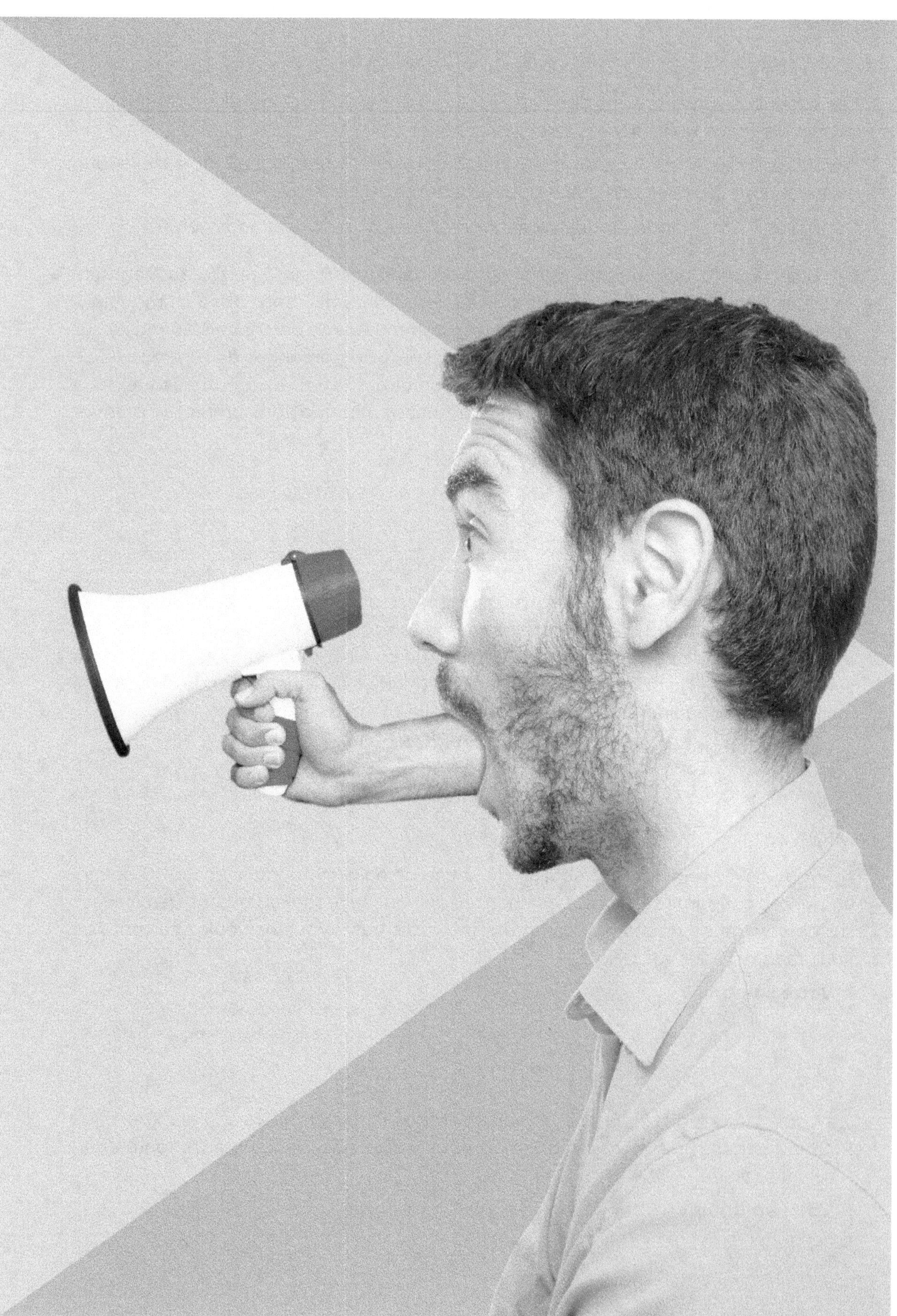

Chapitre 6
L'AUDACE DE **DIRE**

Nous avons traité le premier stade de l'audace dans le chapitre précédent ; disons qu'il s'agissait d'une affaire entre vous et vous, pour paraphraser Louis Jouvet. Ni votre environnement immédiat, ni l'environnement tout court n'étaient concernés à ce stade... Que vos pensées restent à l'état de rêve ou qu'elles s'orientent vers des projets concrets, vous pouviez refaire le monde sans risque de vous heurter à une quelconque opposition.

Dans ce chapitre qui traite de l'audace de dire, vous allez entrer dans la « vraie vie » : comment convaincre quelqu'un de vous écouter, vous entendre, vous comprendre, vous soutenir, vous accompagner ? Tout l'enjeu de la communication est là : il n'y a pas grand-chose que l'on puisse faire tranquillement dans ce monde ; même repeindre votre appartement, jouer d'un instrument de musique ou tondre votre pelouse peuvent gêner vos voisins.

Vous lancez un projet audacieux ? Combien de personnes ont besoin d'être informées, concernées, impliquées ? Deux ? Cinq ? Dix ?

Nous allons donc passer en revue quelques techniques de communication pour optimiser l'impact de vos idées ; mais pour cela, il faut être non seulement motivé, mais fort mentalement.

Le syndrome de la confiance en soi

La confiance en soi est un syndrome dans la mesure où elle est constituée de plusieurs notions distinctes, telles que : compétence, passion, capacité à communiquer et à convaincre, volonté, ambition, détermination...

En premier lieu, la confiance en soi et l'audace ressemblent à s'y méprendre au dilemme de l'œuf et de la poule (ne pas confondre avec le poulet cité plus haut !) : avoir confiance en soi avant d'être audacieux ? Ou être audacieux pour se donner confiance en soi et pour se prouver que l'on peut ?...

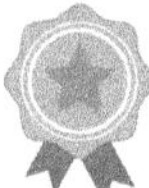

Chiffres

Pour 78 % des Français, la confiance en soi serait le principal levier de l'audace, alors que l'ambition n'est citée que par 47 % d'entre eux.

En fait, le réel objectif pour donner toutes les chances de réussite à un coup d'audace consiste plutôt à être *Sûr De Soi* (sigle = SDS) ; laquelle notion est dédiée à un dossier ou un projet particulier. De surcroît, la façon dont on fait passer un message étant aussi importante que le message lui-même, il convient de passer en revue l'ensemble de la communication, qui consiste à être en mesure de convaincre son entourage professionnel et/ou personnel.

L'avis de l'expert

S'agissant d'une spirale vertueuse, il importe peu de savoir si la confiance précède l'audace ou le contraire, mais en revanche, la confiance est fondamentale dans l'audace, qu'elle soit liée à notre connaissance du sujet traité ou à notre confiance intrinsèque.

Lancez une dynamique

Dotez-vous d'une stratégie mentale afin de créer une dynamique positive :

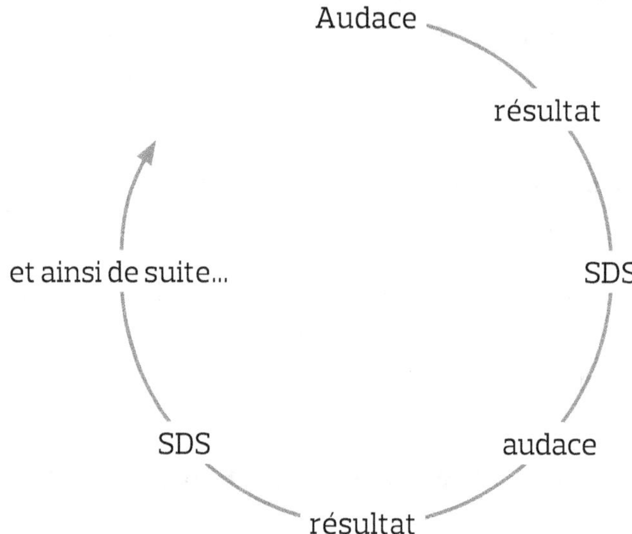

Renforcez votre mental par le sport

Le sport peut renforcer le sentiment d'être sûr de soi, puis permettre d'acquérir de la confiance en soi en se prouvant que l'on est capable de réaliser des exploits dans des domaines précis par des challenges à la fois progressifs et raisonnables.

ATTENTION !

Courir un marathon avec des pros sans entraînement, se lancer sur les pentes de ski une fois par an après un voyage épuisant, faire du surf à Biarritz sans connaître les plages… ne sont pas des preuves d'audace !

Le sport, pratiqué régulièrement, est également utile pour équilibrer *dépense intellectuelle* et *dépense physique*, sachant que l'un alimente l'autre, et inversement.

Si l'on est en grande forme physique, on se sent plus heureux, et comme le dit Baptiste Créteur : « Le bonheur favorise le succès, bien plus que l'inverse. »

Ne vous focalisez pas sur la confiance en soi

Il convient de contourner le manque de confiance en soi en ne se posant pas la question.

La confiance en soi est une finalité, pas un objectif précis mesurable. De même, le succès d'une action complexe ne répond à aucun déterminisme ; il dépend naturellement de la qualité de sa préparation et de sa réalisation, mais il est une finalité que l'on ne contrôle pas totalement.

Soyez clair avec vous-même

Donnez-vous des objectifs limités ; exprimez clairement ce que vous voulez obtenir ; et surtout ne restez pas silencieux ou passif lorsqu'une situation ne vous convient pas.

Libérez-vous des non-dits

Recherchez la satisfaction de vous être exprimé. Un des attributs de l'audace est justement la capacité à défendre son point de vue sans vexations ni conflits. Le non-dit est mauvais pour votre santé par les frustrations qu'il impose pour compenser votre inertie.

« Si nous voulons retrouver nos libertés, nous devons les reconquérir et, pour cela, nous devons exprimer notre opinion. »

www.contrepoint.org du 4 mars 2015.

Adoptez une attitude communicative

Soyez sûr d'être convaincu vous-même avant de chercher à convaincre vos interlocuteurs : banquiers, administrations, amis, collègues… La méthode Coué s'applique toujours bien dans ce domaine.

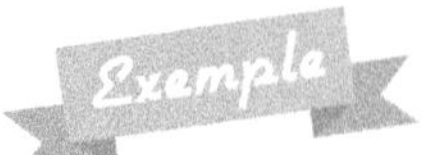

Au bureau de change de l'aéroport de Prague, l'employée veut me déchiqueter ma carte Visa qu'elle prétend être déclarée volée. Mon amie Suzanne, venue me chercher, entend mes hurlements pour sauver mon unique moyen de paiement ; elle appelle le chauffeur tchèque de la voiture, traverse la douane en sens inverse avec lui et me rejoint. Personne n'a eu le temps de réagir ni de l'arrêter dans son élan. Une fois au guichet, l'employée a été tellement impressionnée par ses arguments qu'elle m'a rendu ma carte en s'excusant…

Votre capacité à faire partager votre enthousiasme est directement liée, non pas à votre confiance en vous en général, mais à votre confiance en votre projet. Cela fait partie des atouts à la disposition d'un audacieux.

Trouvez le rôle qui vous convient

Si vous anticipez des difficultés à vous affirmer verbalement en situation difficile devant des tiers, entraînez-vous en jouant à être quelqu'un d'autre. Si vous parlez parfaitement une langue étrangère, exprimez-vous dans cette langue. Si vous avez la possibilité de vous identifier à Alain Delon (dans *Borsalino*), Humphrey Bogart (dans *Casablanca*), ou Tom Cruise (dans *Collateral*), faites-le !

En effet, en tant qu'acteur, nous nous donnons la permission de sortir de notre cadre de référence et de jouer un rôle qui n'est pas tout à fait nous, mais qui est à notre portée.

Le besoin de s'exprimer

L'audace peut vous être salvatrice dans des situations telles que : dire non (face à une agression ou une demande irraisonnable), exiger quelque chose (coup de bluff ou intox, jouer sur l'urgence), négocier (à partir d'une fausse position de force en imposant d'abord, puis en négociant après)…

À la question classique « Peut-il y avoir une part de bluff ? », la réponse est oui ! Mais si, et seulement si cela se présente comme un moyen de faire avancer la discussion, non pas comme une menace.

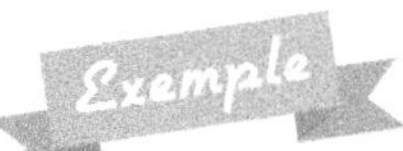

Vous dites « Si vous faites ça, je fais ça » : bluff ou pas ? Si l'autre accepte ou cède, il ne saura jamais… En fait, il ne le saura que s'il refuse !

Si vous voulez défendre une cause que vous estimez bafouée, vous devez le montrer et pour cela être prêt à assumer les risques qui y sont attachés. Combien de personnes sont actuellement poursuivies dans le monde pour avoir eu l'audace de dire tout haut ce que les autres pensaient tout bas ?

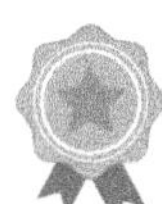

L'avis de l'expert

Le besoin de s'exprimer s'explique à deux niveaux : en tant qu'animaux sociaux, nous ne pouvons pas ne pas être en relation dans notre tribu ; en tant qu'individus, il nous revient d'exprimer notre identité, c'est-à-dire ne pas nous limiter à n'être qu'un membre de la tribu. Dans cette optique, l'audace nous permet de nous individualiser pour nous épanouir.

Les paroles et les écrits

On dit que les paroles s'envolent et que les écrits restent… Mais le contraire est également vrai. Si vous insultez quelqu'un, votre parole ne va pas s'envoler rapidement ! Si en revanche vous ne retrouvez pas une preuve écrite importante, il ne vous restera rien pour défendre vos arguments.

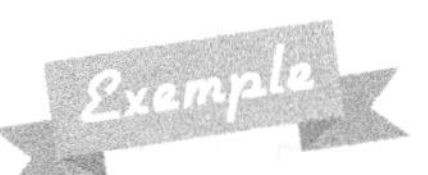

Louis XVI en a fait la triste expérience avec son testament politique laissé sur son lit la nuit de sa fuite des Tuileries ; il a été éclipsé de son vivant, pour n'être retrouvé qu'en 2009 aux États-Unis.

Selon votre personnalité et votre type d'audace, vous allez privilégier l'un ou l'autre moyen de communiquer : si vous privilégiez le dialogue, la rapidité, le choc frontal des idées, la parole est votre outil de prédilection ; si vous avez besoin de temps, de recul et de calme pour vous exprimer sans être interrompu, l'écrit vous correspond mieux.

Il convient donc de ne pas se tromper de mode d'expression.

Recherche de résultats, de solutions ou ultimatum ?

L'audace, que le message soit verbal ou écrit, est un moyen particulièrement efficace d'atteindre vos objectifs, pour autant que vous les ayez bien définis.

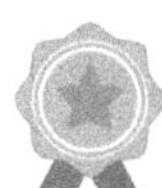

L'avis de l'expert

Il est important de bien séparer résultat ou solution, et ultimatum. L'ultimatum est le plus souvent une pression exercée sur l'autre pour obtenir ce que l'on veut à tout prix, mais qui démontre notre incapacité à ne pas accepter un refus, et qui finit par se retourner contre nous.

Si vous visez un résultat, qu'il s'agisse d'un mariage ou d'un divorce, d'une recherche de poste ou d'une démission, d'un crédit bancaire ou d'une vente de bien, la parole permet de sonder votre interlocuteur en faisant preuve d'audace.

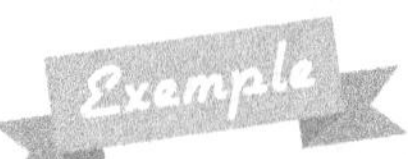

Vous donnez un délai maximum, vous testez en faisant comme si l'accord était obtenu, vous proposez candidement d'en parler à quelqu'un d'autre si son engagement vous semble fragile, etc.

Si vous recherchez une solution à un problème existant, vous pouvez secouer le système pour gagner du temps, ou mettre votre interlocuteur devant le fait accompli en prenant le contre-pied de ce à quoi il s'attend.

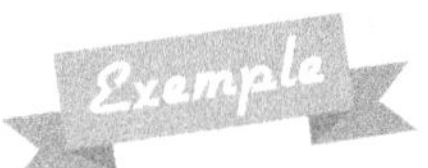

Vous n'obtenez pas de réponse et les délais vont expirer sur un petit dossier : on pense que vous allez bouger ? Vous ne bougez pas. On pense que vous allez laisser passer ? Vous bougez. Dans les deux cas, vous aurez votre dialogue, assorti d'une solution pour la prochaine fois. Mais, surtout, il faut avoir l'audace d'aller jusqu'au bout.

Enfin, s'il s'agit pour vous de faire preuve d'audace en donnant un ultimatum, les deux moyens sont assez différents, car dans l'option verbale, vous ne contrôlez pas vraiment la réaction de l'autre (surenchère, écroulement, supplique, menace...), laquelle peut vous perturber, vous attendrir, voire vous faire changer d'avis (exemple : Joséphine devant la chambre de Bonaparte revenant de l'expédition en Égypte) ; et dans l'option scripturale, la réponse peut être, soit cinglante, voire menaçante, soit ambiguë pour gagner du temps.

Dans les deux cas, vos dires peuvent être répétés (et déformés) sans que vous ayez la faculté de le savoir tout de suite.

La gestion du temps

Il s'agit d'un élément fondamental du succès d'un coup d'audace ! Plusieurs outils sont à votre disposition. Nous allons évoquer les plus importants.

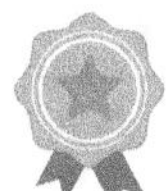

L'avis de l'expert

La seule unité de temps dans laquelle on peut vivre, c'est le présent ; il importe donc d'imaginer, de gérer, d'anticiper l'avenir tout en restant dans le moment présent.

Attention, d'une part à ne pas rester figé dans le passé pour lequel nous n'avons aucune capacité d'action, et d'autre part à ne pas tout reporter sur le futur qui peut être une capacité d'illusion...

Le tempo

Le choix du tempo, c'est la vitesse d'action et de réaction. Si c'est vous qui déterminez le tempo, vous gardez une forme d'initiative : rapidité si vous pensez que votre environnement est lent à prendre des décisions ; lenteur si vous souhaitez décourager les plus excités ou gagner du temps pour en savoir plus sur leurs intentions. Mais la rapidité peut être contre-productive, et la lenteur peut entraîner une perte de contrôle de la situation au profit de plus rapides que vous. Il s'agit d'un dilemme délicat...

Le changement de tempo dans l'avancée d'un projet vous permet de reprendre la main si vous avez perdu l'initiative, en ayant l'audace d'accélérer ou de ralentir subitement, afin de prendre les autres personnes à contre-pied.

La durée et le timing

Gérez la durée – ou l'échéance – à l'opposé de votre interlocuteur : il est pressé de terminer ? Vous ne l'êtes pas... Il n'est pas pressé ? Vous l'êtes...

Entraînez-vous à imposer votre timing plutôt que la réponse elle-même : « Je vous donne jusqu'à lundi 10 heures. » Si vous savez que certaines informations, certaines études, ou certaines livraisons ne peuvent être assurées à l'échéance imposée par vous, vous contrôlez de fait la réponse sans l'avoir exigée.

La rapidité

Il ne s'agit pas de la rapidité de l'action mais de la rapidité de la réflexion. Une façon sûre de prendre, conserver ou récupérer l'initiative consiste à penser plus vite que les autres afin d'anticiper les événements.

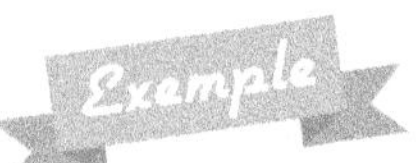

Deux couples aux budgets très déséquilibrés décident de se retrouver pour dîner au restaurant. À leur arrivée le couple le plus aisé informe, ravi, qu'il a réservé une table dans un très grand restaurant. Pas de réaction immédiate du second couple pour lequel la soirée a été un calvaire, aussi bien avant qu'après le partage de l'addition. Manque de rapidité de réaction au moment de la décision d'aller au restaurant. Dommage...

La réactivité

L'audace consiste – également – à s'engouffrer dans une brèche à un moment particulièrement bien choisi. Cela inclut une demande de congé à son N + 1, une invitation à un dîner à une amie au téléphone, une négociation de prix au moment de la fermeture, etc.

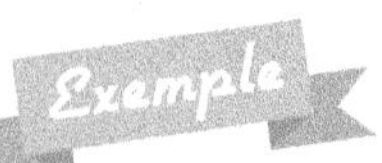

Après avoir contesté la valeur calculée par les douanes pour une voiture importée, je dois la faire expertiser, en espérant que l'expert désigné sera plus clément. Pour se faire, je choisis d'aller un soir d'hiver avec mes deux aînés sachant qu'ils vont se plaindre au bout d'un certain temps qu'ils ont froid et faim et qu'ils veulent rentrer à la maison. Voyant la situation de la famille et fatigué par les deux bambins, l'expert finit par me demander à combien j'aimerais que la voiture soit estimée. Le montant final a été plus *acceptable* que celui des douanes...

L'audace dans la parole

En ce qui concerne votre bien-être, sachez que l'audace dans la parole soigne votre corps – aussi bien le physique que le mental – car elle vous permet de vous libérer des frustrations et autres limitations que vous vous faites imposer dans des situations de pouvoir déséquilibrées. L'audacieux est généralement le seul – ou le premier – à dire ce que personne n'a osé dire jusque-là...

Dans l'environnement professionnel notamment, on ne peut pas ne pas s'exprimer, qu'il s'agisse de négocier son recrutement, sa promotion, son augmentation, voire son départ.

L'expression verbale est la base de notre communication ; elle est le premier support de l'audace ; mais il s'agit d'une arme à double tranchant si vous vous laissez emporter par la situation. Le sang-froid est ici une qualité fondamentale car vous pensez et parlez pratiquement en même temps, sans recul.

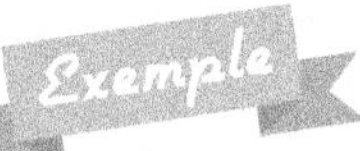

La police qui vous empêche de vous exprimer en vous accusant de tenter de vous opposer aux forces de l'ordre ; votre N + 1 ou votre président qui « ne veut pas en entendre parler » ; votre conjoint qui refuse de vous écouter car il sait déjà ce que vous voulez lui dire.

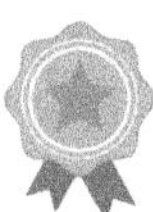
L'avis de l'expert

Comme il nous est impossible de ne pas interpréter, c'est très souvent par le langage verbal et non verbal que commence notre interprétation. Et s'il ne s'agit pas de tout contrôler et de perdre de notre naturel, il semble néanmoins primordial de prendre en considération ce que nous émettons et de vérifier la pertinence de notre style de communication par rapport à l'objectif que nous souhaitons atteindre.

Ne vous laissez pas intimider

Dans certaines situations, vous devez faire preuve d'audace pour vous exprimer, ne serait-ce que pour éviter toute interprétation ultérieure, tout en restant dans les limites de la civilité.

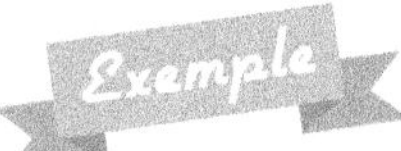

« Je n'ai pas terminé. »

« Je vous ai laissé parler, maintenant écoutez-moi. »

« Il est hors de question que vous m'empêchiez de vous dire ce que j'ai à dire. »

Intéressez-vous

Posez des questions. La première audace consiste à être curieux, à s'intéresser, à chercher à comprendre…, afin d'enrichir et/ou de modifier votre perception de la situation ou l'opinion d'un tiers. Pour Henry Ford : « On est vieux quand on arrête d'apprendre » ?

Alternez les techniques

Recherchez la cohérence et jouez la surprise, qui sont deux manières d'amener quelqu'un à modifier sa façon de pensée sur soi ; la cohérence rassure, alors que la surprise déséquilibre en incitant votre interlocuteur à s'interroger lui-même (généralement après un temps d'inhibition).

Entraînez-vous à la repartie

L'esprit de repartie est une composante de l'audace ; encore faut-il le travailler. La meilleure façon est encore une fois de vous conditionner pour être *toujours prêt*, afin d'anticiper les remarques de votre interlocuteur. Cependant, si vous n'y arrivez pas, vous pouvez toujours apprendre par cœur des citations célèbres afin de les adapter à votre public[1].

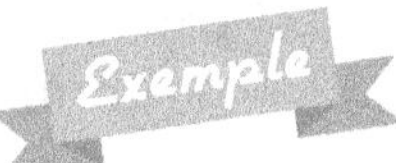

Une femme à Sacha Guitry ; « Monsieur, si j'étais votre épouse, je mettrais du poison dans votre vin. » Réponse de Sacha Guitry : « Madame, si vous étiez mon épouse, je le boirais… »

Montgomery à Churchill : « Je ne bois pas. Je ne fume pas. Je vis seul. Et je suis en forme à 100 %. » Réponse de Churchill : « Je bois. Je fume. Je ne vis pas seul. Et je suis en forme à 200 %. »

Gérer le dialogue

Un dialogue est généralement mené par une des parties. Si vous souhaitez que ce soit vous, vous devez faire preuve d'audace…

---

[1] Cf. la bibliographie à la fin de cet ouvrage.

Remplacez les affirmations par des questions

Vous en apprendrez plus en questionnant votre interlocuteur qu'en échangeant indéfiniment des affirmations... Posez-lui des questions embarrassantes pour mieux comprendre ce qu'il a vraiment à l'esprit et le faire se découvrir.

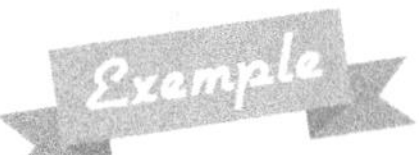

« Pourquoi dites-vous cela ? »

« Avez-vous des preuves de ce que vous affirmez ? »

« Quelles sont vos réalisations dans ce domaine ? »

« Pouvez-vous citer vos sources ? »

Jouez avec un coup d'avance

Anticipez l'éventualité que votre interlocuteur puisse contrer votre projet ou votre argument, et préparez à l'avance une réponse technique ou une action en retour, afin de ne pas vous retrouver dans une situation embarassante.

Vous n'avez pas le droit d'être surpris ; c'est une question de self-control ; à moins que vous ne souhaitiez *feindre* d'être surpris, ce qui est une autre forme de self-control ; mais il ne faut pas que ce soit un effort pour vous, ou que cela puisse se retourner contre vous.

Si cela tourne au conflit, vous devez faire preuve d'audace en trouvant un biais, en faisant preuve d'intelligence, et en adoptant une approche différente.

Gérez la surenchère

En cas de surenchère de la part de votre interlocuteur, entraînez-vous à appliquer systématiquement un niveau d'audace supérieur.

Dans le seul cas où vous jugez que le niveau d'audace a atteint le maximum acceptable, arrêtez la surenchère afin d'éviter des problèmes juridiques, pénaux, physiques, etc. Ne prenez pas de risques inutiles sur des matchs perdus d'avance.

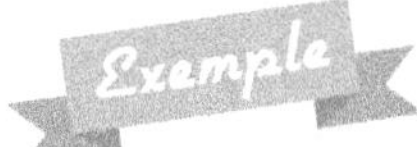

Entraînez-vous au téléphone avec les hotlines : demandez à parler à un superviseur, poussez une négociation jusqu'à la rupture ou le refus, sans complexe. *Idem* dans les restaurants, les magasins, les guichets de Poste et SNCF, etc.

L'audace dans l'art de s'exprimer

Tout le monde sait que la façon de s'exprimer – regard, voix, gestuelle... – compte au moins autant que les mots eux-mêmes. L'audace dans l'expression ajoute beaucoup de poids à l'audace du texte. Cela se travaille pour former un ensemble cohérent, donc crédible.

Les techniques ci-dessous pourraient vous être utiles.

Votre vocabulaire

Il est très important, car il donne une indication à la fois sur votre personnalité et sur votre état d'esprit du moment. Il ne doit jamais être trivial, brutal ou vulgaire, au risque d'affaiblir votre message. Il ne doit pas non plus être pédant, abstrait, abscons, lourd ou trop technique.

Votre ton

Le choix du ton que vous allez employer se détermine à l'avance. Votre voix doit être calme, posée, tranquille, déterminée.

Le fait que l'on finisse par vous donner la parole après moult difficultés ne doit surtout pas vous intimider.

Une voix qui vient de la gorge est à la fois plus grave et plus lente, donnant une impression de puissance. Entraînez-vous à racler discrètement votre gorge avant de vous exprimer. Cela renforcera votre crédibilité en vous permettant plus d'audace. Observez bien les acteurs de théâtre et de cinéma, ainsi que les politiciens convaincants...

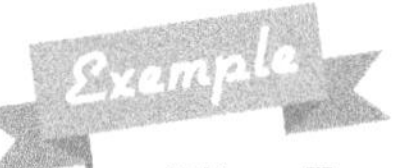

Clint Eastwood, très calme devant un assassin qui le menace : « *Go ahead, make my day!* »

Votre intonation

Enfin, mettez de l'intonation dans votre voix : rien n'est moins écouté qu'une tirade sur un ton monotone. Appuyez sur les mots-clés de votre phrase, et prenez le temps de respirer en coupant vos phrases au *bon* moment.

En cas d'incompétence constatée de votre interlocuteur, demandez à en changer, que ce soit au téléphone ou en direct ; vous aurez gain de cause ou non en fonction de l'intonation de votre voix.

La langue anglaise met beaucoup plus d'accents sur les mots que nous. Rien ne vous empêche de vous en inspirer.

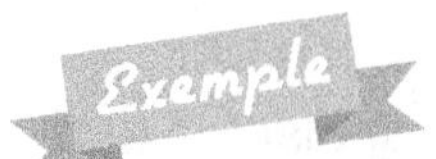

Si l'on cherche à vous impressionner, prenez une voix autoritaire et, selon la situation, dites : « C'est à moi que vous parlez ? » ; ou : « Identifiez-vous ! »

Comme les personnes qui n'aiment pas leur métier sont les plus désagréables, entrez dans leur système : « Je n'y peux rien si vous avez choisi ce métier… Démissionnez ! »

L'art de regarder

Tout comme la voix, le regard se travaille. On doit détecter de l'audace dans votre regard en fronçant légèrement les sourcils dans les moments importants, comme pour convaincre. Mais surtout pas d'attitude défensive ou d'agressivité.

Le regard se travaille

Entraînez-vous en découpant ou en sélectionnant sur Internet les photos de regards des célébrités qui vous impressionnent par leur intensité ; allez voir un photographe professionnel ou un coach comédien et demandez-lui de vous entraîner à acquérir le même regard ; vous y parviendrez en jouant certains rôles ; c'est difficile mais incontournable ! Imaginez ensuite les situations correspondantes à la situation lors de l'échange réel.

Les regards des grands acteurs de l'histoire du cinéma… Choisissez vos héros en fonction de la situation à traiter ! De Charlie Chaplin dans *The Kid* à Jack Nicholson dans *Shining*, vous avez le choix !

On parle peu dans les westerns, et le regard fait partie de la panoplie des acteurs en fonction du rôle qui leur est donné. Plusieurs exemples de grands westerns mythologiques sont proposés dans la filmographie figurant à la fin de cet ouvrage.

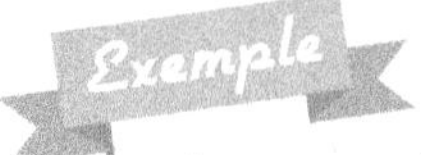

Le regard employé par les acteurs dans les scènes d'un western récent *Django Unchained* est très impressionnant.

L'importance de la gestuelle

Les façons d'entrer dans une pièce ou d'en sortir, de vous asseoir et de vous lever, de serrer la main, de vous retourner pour saluer quelqu'un, etc., vous rendent plus ou moins convaincant ; elles renforcent votre message ou l'affaiblissent ; à vous de travailler celui que vous voulez transmettre.

Même votre démarche doit induire de l'audace, et vous devez la travailler. Essayez de marcher sans vous presser en vous dirigeant vers un objectif précis au fond du jardin avec un pistolet à votre ceinture ou une carabine au bras (cf. la scène finale du film *The Wild Bunch*) : cela vous donne une contenance que vous n'imagineriez pas ! Faites l'essai devant des proches...

Imaginez maintenant que vous êtes armé en entrant dans un magasin et entraînez-vous à demander quelque chose d'impossible : une baguette chez un boulanger après 19 heures, un renseignement dans un supermarché cinq minutes avant la fermeture, un œuf dur avec une pincée de sel au bar d'un hôtel 5 étoiles, etc.

Les techniques du non

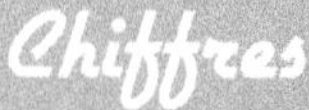

Dire non n'est pas un exercice facile ! Il faut en effet de l'audace pour le faire efficacement, car il faut généralement le justifier auprès des tiers.

Il vous appartient de mettre au point une méthodologie du non qui vous convienne.

En effet, gardez en tête que, si vous dites non, vous risquez d'être challengé, critiqué, mis en infériorité ; évaluez bien les enjeux avant de vous engager dans un non. Tout recul serait interprété comme un aveu de faiblesse, voire comme un baroud d'honneur vain.

À l'inverse, si l'on vous oppose un refus, la meilleure illustration provient de l'un de mes patrons, qui me disait régulièrement : « Ce qui est fatigant avec vous, Durandy, c'est que tant que l'on vous dit non, vous faites comme si l'on n'avait pas répondu... » Dont acte.

Justifiez votre « Non »

Entraînez-vous à dire « Non parce que... », pas seulement « Non », afin d'anticiper la réaction de votre interlocuteur qui va vous demander pourquoi vous dites non de toute façon.

Limitez les arguments

Lorsque vous développez des arguments, ne les multipliez pas à l'infini dans l'espoir de donner plus de poids à votre refus. Vous risquez de leur enlever de la valeur. Et surtout ne les exprimez pas au fur et à mesure de leur remise en question. Cela pourrait donner à penser qu'il s'agit d'un non de principe plutôt que d'une réponse technique, sauf évidemment si c'est volontaire.

Si vous souhaitez développer plusieurs arguments, dites tout de suite : « Pour trois raisons » ; au-dessus de trois, vous risquez de diluer votre message. Il faut souvent de l'audace pour maintenir un refus, surtout devant un superviseur ou un comité ; évaluez bien les risques que vous encourez : blâme, licenciement, mutation ; mais s'il s'agit de vos valeurs, n'hésitez pas.

N'attendez rien de personne

En cas de difficulté à faire accepter votre point de vue, ne comptez jamais sur les personnes autour de vous (témoins, spectateurs, autorités...). Les gens sont vite peureux et, lorsqu'ils ne le sont pas, ils peuvent « décider » de soutenir une des parties en présence pour des raisons apparemment illogiques : style, classe sociale, habillement, façon de s'exprimer, position de force, etc.

Prendre les spectateurs à témoin peut être utile, notamment en politique, mais obtenir des encouragements écrits, des signatures, est très difficile en France.

L'audace dans les écrits

Nous l'avons vu : les écrits représentent un style d'audace différent de la parole. Un texte est (ou devrait être) plus mûri, plus élaboré, plus complet qu'un exposé verbal. Mais, surtout, il crée un décalage, un recul, entre le message et sa réponse, alors que, dans un dialogue verbal, vous pouvez vous trouver dans l'impossibilité de terminer, que votre interlocuteur vous interrompe, ou qu'il refuse d'en entendre plus et s'en aille.

Alors que la communication verbale est souvent un dialogue, mis à part les plaidoiries, les conférences et autres cours magistraux, les écrits constituent une alternance de monologues,

La communication écrite permet également de réduire la pression, de se dégager du regard de l'autre. En effet, de même que le stress, la pression réduit l'accès à nos ressources et la mobilisation de notre énergie, alors que nous avons justement besoin d'être détendus pour faire passer notre message efficacement. En effet, d'après le docteur Jacques Fradin, « la première fatigue est mentale, et c'est la plus désagréable ».

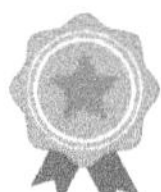 ## L'avis de l'expert

Bien que l'audace puisse s'exprimer aussi bien par oral que par écrit, l'un est complémentaire de l'autre en le renforçant et il peut être utile d'utiliser les deux types de communication de manière non exclusive dans certaines situations.

Se défouler ou rechercher une issue ?

Certains messages sont fermés, tels qu'écrire au père de votre fiancée pour dénoncer la façon dont il vous traite, écrire à votre patron pour qualifier son mode de management d'injuste et de démobilisant, écrire à votre père pour lui dire qu'il n'en est pas un, etc.

D'autres sont ouverts : proposer un nouveau mode opératoire dans une usine, demander à quelqu'un (patron, collègue, collaborateur, ami…) de modifier son attitude envers vous, proposer à une compagne de la libérer du carcan de votre présence, etc.

Résultats ou plaisir ?

Il vous appartient de faire en sorte que le résultat final que vous allez atteindre ne soit pas trop éloigné de l'objectif recherché, au risque de ruiner votre initiative.

À cet effet, il convient de faire un arbitrage entre le plaisir de se défouler et la recherche de solution de type gagnant-gagnant. De plus, vous devez être en mesure de rédiger votre message de telle façon qu'il ne soit pas sujet à des interprétations multiples – honnêtement ou sournoisement – de la part de votre lecteur. Votre missive doit être un fusil à un coup ; sinon le second risque d'affaiblir le premier, ou d'atteindre une cible non voulue.

Faire preuve de patience

Les délais concernés par les écrits sont beaucoup plus lents que ceux de la communication orale, même si les SMS ont pris une importance considérable dans la communication quotidienne : échanges quasi instantanés permettant de les consulter et d'y répondre à son rythme.

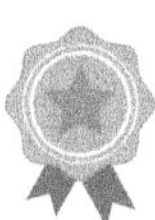 L'avis de l'expert

Dans le cas où la patience serait un des critères de réussite de l'audace, il est fondamental d'apprendre à gérer son impatience, c'est-à-dire de comprendre pourquoi nous voulons obtenir quelque chose tout de suite, et ainsi de mieux maîtriser notre impulsion par la relativisation. En effet, il faut choisir entre la perspective de l'obtenir dans le temps ou le risque immédiat de ne pas l'obtenir du tout.

Une patience adaptée à la situation

Il faut savoir être patient dans les échanges scripturaux : une relance trop rapide peut être considérée comme une forme d'insolence ou d'insistance dans le cas de rapports hiérarchiques avérés. La hiérarchie aime bien affirmer son statut par le contrôle du tempo.

En cas de dossier urgent à traiter, il est souhaitable de s'accorder avec votre interlocuteur sur la fréquence des échanges, et surtout sur l'échéance prévue.

Pas de nouvelles, bonnes nouvelles...

Lorsqu'il s'agit d'un dossier nécessitant une réponse positive ou négative rapide pour lancer une initiative audacieuse, pensez à préciser qu'en absence de réponse dans un délai donné, le feu vert sera considéré comme vous ayant été consenti.

Timidité et audace

L'un des principaux freins à l'audace est la timidité. En fait, c'est surtout son manque de capacité à gérer la réaction des tiers à son coup d'audace soudain que le timide appréhende. L'écrit représente donc un moyen d'expression plus rassurant pour convaincre un timide de faire preuve d'audace. Les techniques suivantes vous proposent des solutions, si vous faites partie de cette catégorie.

Évitez les conflits verbaux

En pleine action : comment se plaindre dans un magasin, un restaurant, devant un comité, en public ? Il faut de l'audace et, si l'on est timide c'est très difficile. Pour éviter de vous retrouver en difficulté devant quelqu'un de pugnace, il est donc plus sûr de faire connaître votre opinion clairement par écrit.

Sinon, faites votre remarque, puis partez tranquillement pour éviter une réaction que vous ne saurez pas obligatoirement maîtriser.

Prenez de la hauteur

En réaction : comment gérer une attitude inacceptable d'un employé ou d'un fournisseur ? En lui demandant calmement ses coordonnées ou celles de son superviseur afin d'envoyer un courrier. Même en cas d'enjeu insignifiant, il est fondamental que vous vous entraîniez à faire preuve d'audace dans de tels cas afin de reprendre confiance en votre capacité à ne plus vous laisser dominer ou éconduire par des tiers.

Évitez les réactions à chaud

Toujours si vous estimez faire partie des timides, évitez autant que possible d'adopter une réaction impulsive ou épidermique susceptible de vous mettre dans l'embarras, au risque de vous décourager définitivement de toute velléité future de faire preuve d'audace. Prenez le temps de rédiger votre message, mais ne ratez pas une opportunité de vous confronter à l'adversité et, surtout de vous exprimer. Sinon il y en aura d'autres !

Anticipez, anticipez !

Passez en mode *alerte maximum* à l'avance : anticipez une suite négative à votre coup d'audace, afin de ne pas vous laisser surprendre et ainsi être prêt à tout.

Si vous vous attendez à ce que cela se passe mal, vous pourrez plus facilement adopter la réaction opportune sur le moment, sans être surpris puis éventuellement paralysé... Rien n'est plus frustrant que de ne pas avoir anticipé l'issue prévisible d'une initiative, alors que cela aurait paru évident avec un minimum d'anticipation !

Cas vécu n° 5 : challenge et solution

Le cas vécu ci-dessous est présenté comme un challenge, suivi de la solution qui a été réellement adoptée.

- Nous insistons sur l'importance du constat, car il représente la clé de la solution à appliquer.

Exposé du challenge

Vous dînez avec une charmante personne chez Sébillon, mais pas de chance : à la table derrière vous, est assis un bavard impénitent qui veut impressionner son invitée en ressassant sa relation privilégiée avec un certain *Maître Midon* de Nancy. Au bout d'une demi-heure, vous n'en pouvez plus d'entendre prononcer *Maître Midon*, et vous décidez de passer à l'action pour l'arrêter poliment.

Constat

Il faut entamer un dialogue avec lui, entrer dans son jeu, le flatter, puis l'inquiéter un peu...

Notre solution

Vous vous levez et passez près de lui, sans le regarder, pour aller vous laver les mains. Au retour, vous repassez près de lui, vous le regardez, vous ralentissez, vous le regardez encore, et lui dites : « Excusez-moi, j'ai l'impression que l'on se connaît. » Il vous répond, surpris : « Peut-être... Heu, je ne sais pas. » Vous dites : « Mais si ! On s'est vu à Nancy... » Lui : « Ah bon ? » Vous : « Si si, attendez, ce n'était pas chez *Maître Midon* ? » Votre amie s'étouffe de rire. Lui : « Oui oui, je me souviens maintenant. Mais... à qui ai-je l'honneur ? » Vous : « Je suis le cousin de *Maître Midon* : *Xavier Midon*. » Lui : « Ça alors, quelle coïncidence ! » Il se présente, présente son amie, vous présentez la vôtre. Vous : « On essaie de se revoir à Nancy avec mon cousin. » Lui : « Absolument, merci beaucoup. » Vous vous rasseyez. On ne l'a plus entendu de la soirée tellement il parlait à voix basse...

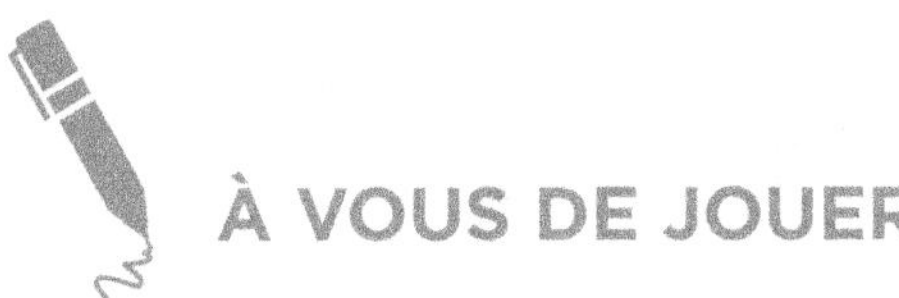

À VOUS DE JOUER !

Les exercices suivants sont des cas vécus qui ont été sélectionnés en fonction du besoin d'audace qu'ils nécessitaient pour réussir.

À vous de trouver des solutions aussi audacieuses – voire plus audacieuses – que celles qui ont été mises en place pour atteindre l'objectif fixé...

Réponses sur demande, exclusivement par e-mail à : quiz@durandy.net.

17 Vous rêvez de jouer un concerto de Bach en public, mais la tâche est dantesque car vous n'êtes qu'un amateur sachant à peine lire une partition.

> **Votre solution ?**

. . . .

. . . .

18 Vous vous présentez au concours de Polytechnique et vous prenez le pari que le sujet de chimie sera un problème. Si c'est une question de cours, vous êtes mort. Pas de chance, c'est une question de cours qui tombe : « Acide nitrique : formule développée et propriétés. » Vous ne savez strictement rien sur ce sujet. Mais vous voulez éviter un zéro éliminatoire.

> **Votre solution ?**

. . . .

. . . .

19 Vous êtes invité à une soirée par le président de la chambre de commerce de Reims, sur le chemin, l'ami qui vous y conduit est victime d'un accident. Sa voiture est démolie. Une fois le constat fait, vous demandez à la police de vous conduire à destination dans leur panier à salade pour gagner du temps. Le problème, c'est que le chauffeur entre dans la cour de la chambre de commerce toutes sirènes hurlantes. Le président sort voir ce qui se passe. On vous ouvre le hayon arrière. Vous allez saluer le président. Il faut lui dire quelque chose de très court pour le rassurer sur votre moralité...

> **Votre solution ?**

. . . .

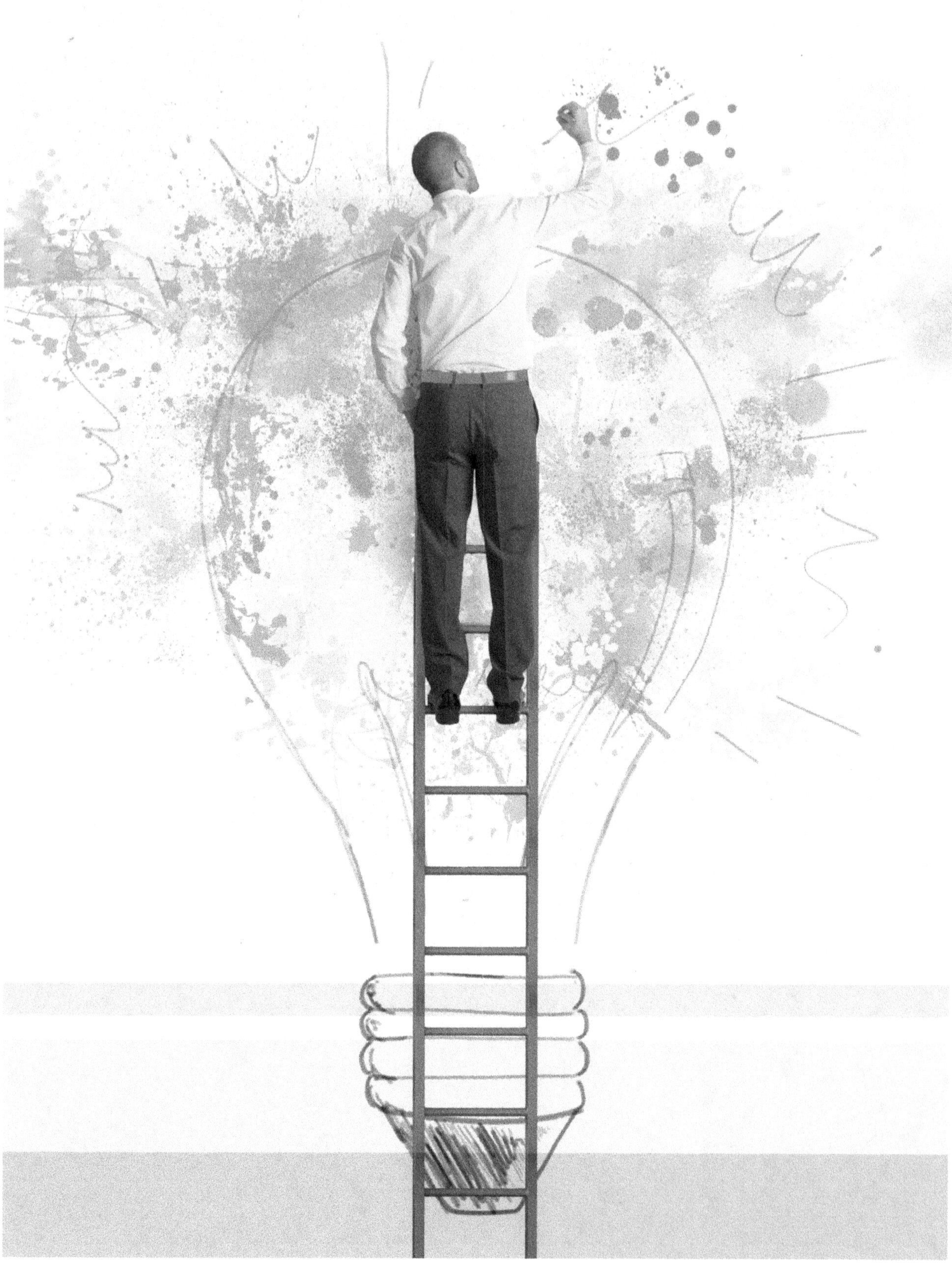

Chapitre 7

L'AUDACE DE **FAIRE**

Défier l'impossible pour accéder au sublime[1].

Après avoir étudié l'audace de penser et l'audace de dire, *l'audace de faire* représente la panacée, car vous allez maintenant dépasser le stade de la communication pour faire bouger les choses, avec l'aide ou contre l'avis d'autrui mais, surtout, vous allez prendre votre avenir en mains.

Dans ce chapitre, nous allons donc traiter l'audace au service de l'action.

Lancer la dynamique

L'intérêt principal du lancement d'une dynamique consiste à vous faire vivre des expériences qui vous familiarisent avec l'audace, afin que vous vous l'appropriiez.

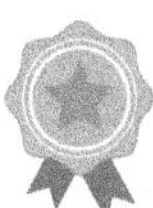

L'avis de l'expert

La meilleure des idées audacieuses ne restera qu'un concept si elle n'est pas transformée en action. Il est donc indispensable d'aller dans l'expérimentation pour concrétiser l'audace. Et puisque nous sommes programmés pour agir, autant l'utiliser pour l'audace.

En premier lieu, il convient de préciser que dans les faits l'action peut précéder, accompagner ou suivre l'audace. Il n'y a donc pas systématiquement de lien indissociable entre les deux. Ce qui vous importe, c'est de vous lancer !

Et pour vous lancer, vous devez vous brancher sur le *mode motivation* qui décuple votre capacité à appliquer l'équation :

$$\textbf{Audace} = > \# \ ?$$

---

1 On a un peu forcé sur la formule, mais autant être audacieux !

Montez en pression progressivement

Initiez une action de type classique puis, si vous rencontrez de l'opposition, faites preuve d'audace pour la faire réussir.

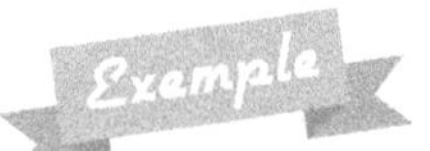

Vous demandez la main d'une jeune femme à ses parents ; vous essuyez un refus catégorique assorti d'une menace de la mettre à la porte si elle se fiance avec vous. Votre coup d'audace : lui louer un studio pour l'héberger le jour de vos fiançailles. NB : il faut juste faire attention à ne pas faire une fixation sur la menace plutôt que sur vos chances de succès à terme...

Effectuez des sondages

Lancez une annonce relative à un projet audacieux puis, en fonction des résultats des sondages, concrétisez-la avec ou sans ajustement. Vous devez juste éviter de vous focaliser sur le défi du type « Il n'osera pas », en réagissant par un « Vous allez voir si je n'ose pas... », ce qui vous ferait perdre de vue votre réel objectif. Attention également à ne pas paraître hésitant, ou surtout dépendant des autres.

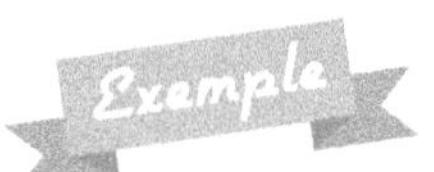

Vous vous présentez à la tête d'un parti politique ou d'un comité d'entreprise ; vous menacez de présenter votre démission d'une responsabilité importante (job ou association)...

Rien n'est ni définitif ni figé

C'est uniquement la dérive de l'habitude vers le normal, puis sa transformation en norme par les organisations humaines qui cherchent à réduire sinon à éliminer les cas particuliers (cf. notre avant-propos : « et si tout le monde faisait comme vous ? »), qui vous fait penser – à tort – que les choses sont figées.

Et pourquoi la loi des 80-20 ne s'appliquerait-elle pas à l'audace ? C'est-à-dire que 20 % des initiatives initiées sous un angle atypique seraient à l'origine de 80 % des innovations réalisées.

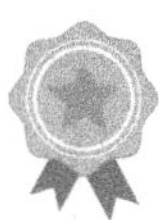

L'avis de l'expert

C'est une composante de la nature humaine que de transformer les situations en routines pour se rassurer en répétant les mêmes actions. En procédant de la sorte, on risque de se figer et à terme d'altérer toute créativité. Mais, en même temps, de par notre capacité d'évolution, nous avons toutes les aptitudes à être créatifs et à sortir du cadre.

Le besoin d'imaginer, puis de créer de nouveaux produits et de nouveaux services, allié à la nécessité d'optimiser les investissements matériels et humains, impose aux décideurs de faire preuve d'audace quotidiennement pour rester compétitifs, si ce n'est pour survivre.

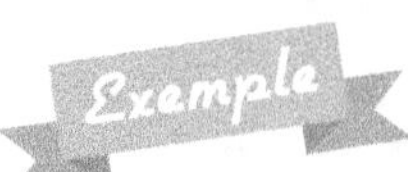

Innovations récentes : location de bateaux à quai fixe dans les ports pour remplacer les caravanes, location de voitures entre particuliers, chambres d'hôtes dans les châteaux, traiteurs ou comptabilité à domicile, visites payantes de lieux de tournages de séries télévisées (Downton Abbey), utilisation du circuit électrique d'une maison comme relais Internet par les prises de courant, etc.

Entraînez-vous à réinventer !

À titre d'expérience, cherchez à modifier le fonctionnement ou la finalité d'un objet, à modifier un process de fonctionnement, à remettre en question un raisonnement, afin de trouver des moyens de les optimiser.

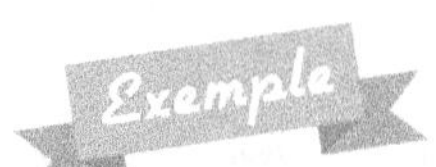

Exemple vécu

Je me souviens avoir raté un test d'aptitude car, parmi les outils qui étaient proposés pour enfoncer un clou, j'avais choisi une pelle. Or le clou sur la page de gauche était énorme par rapport aux outils de la page de droite (tournevis, marteau, brouette, pelle, râteau, etc.). En fait, si vous avez un gros clou à enfoncer, rien de tel qu'une bonne pelle ! D'autant plus que la légende ne mentionnait pas la matière dans laquelle on devait planter le clou...

Mais ne réparez pas ce qui fonctionne !

Prenez garde cependant à la frénésie du changement.

Aux États-Unis, les nouvelles idées sont enregistrées, testées, et appliquées – en cas de résultats positifs – avec une telle rapidité que le principe devient vite contre-productif. L'industrie automobile a payé au prix fort les grands coups de barre effectués pour suivre de façon inconsidérée l'évolution du marché. *A contrario*, le succès de la *Smart* est symptomatique d'une grande audace dans sa stratégie en jouant la continuité dans le produit, dans son mode de distribution et dans sa communication.

Se mettre en condition

Puisque 83 % des Français sont convaincus que l'audace est « difficile à avoir », l'opportunité doit représenter le premier élément permettant de déclencher le réflexe de l'audace. Encore faut-il la saisir, que vous soyez réactif ou proactif. Et, pour cela, vous devez vous mettre en situation.

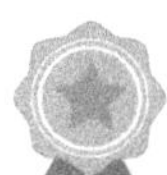

L'avis de l'expert

Les conséquences de la routine évoquée précédemment impliquent une tendance naturelle à nous fermer ; dans cette situation, nous n'intégrons plus de nouvelles informations et par conséquent nous ne faisons plus preuve de curiosité, qui fait pourtant partie de nos aptitudes ; en prenant conscience de cet automatisme, nous pouvons à nouveau la solliciter.

Nous avons vu qu'il y avait naturellement plus de champs d'actions possibles si c'est vous qui créez des opportunités que si vous saisissez celles qui s'offrent à vous. Mais peu importe...

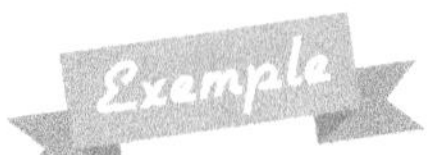

Le tour du monde de *Solar Impulse II* ; la traversée du Grand Canyon sur un fil ; le rachat de SFR par Numericable.

Observez votre environnement

Branchez-vous en mode *veille permanente* : observez, observez et observez encore ! Tout est intéressant : un train (son énergie pourrait être récupérée au freinage dans les gares), un téléphérique (il pourrait relier les aéroports Roissy-CDG et d'Orly), un deuxième niveau de circulation sur le périphérique de Paris (comme à Tokyo), un vélo (on pourrait concevoir de la pub sur un drapeau pour financer le vélo !), un escalator mécanique (qui fonctionnerait avec l'énergie produite par le poids des passagers)...

Il y a un milliard de choses à faire, à améliorer, à inventer, mais il faut d'abord s'entraîner à observer ce qui vous entoure...

Ne soyez plus passif

Vous ne pouvez plus rester passif devant certains événements. Prenez votre courage à deux mains et agissez avec audace !

Proposez systématiquement une solution plus audacieuse que celle que l'on vous fait afin de vous tester, tester votre interlocuteur, et vous familiariser aux techniques de l'audace.

> **Exemple**
>
> À l'époque de l'Aérospatiale, un convoyeur de personnel entre l'Écosse et les plates-formes pétrolières en mer du Nord cherche à acquérir quatre hélicoptères de type Dauphin 365C. Devant la difficulté des négociations entre fournisseur et client, et voyant la virulence de la concurrence de Boeing, le représentant d'Aérospatiale à Londres jette l'éponge. Vous êtes le banquier chef de file sur ce dossier. Vous allez devoir jouer le rôle du fabricant et vendre ces quatre fichus hélicoptères vous-même sans rien savoir sur le sujet...

Si votre audace est réactive[1]

Lorsqu'une situation que vous n'aviez pas prévue se présente à vous, vous décidez – ou non – de la traiter de façon audacieuse en fonction de votre intérêt propre, du besoin que vous ressentez et de l'urgence de la situation (cf. la méthodologie proposée dans le cahier central).

En fait, un grand nombre d'entre vous se révèlent dans l'action non initiée : vous n'aviez pas mûri le projet vous-même, mais vous vous êtes mis plus ou moins volontairement en situation ; et c'est exactement ce qu'il faut faire !

CAS RÉEL

Une voix féminine inconnue vous téléphone à votre bureau de San Diego : « Hi, This is Soapy calling... Do you want to live with me[2] ? » Quelle est votre réaction sur-le-champ ?

Posez-vous la question « Pourquoi pas ? » quand une opportunité s'offre à vous. Votre approche positive contribuera à vous ouvrir de nouveaux horizons.

---

1 Cf. chapitre 2.
2 Allo ? C'est Soapy à l'appareil... Voulez-vous vivre avec moi ?

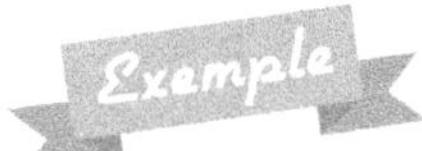

Pourquoi pas ? est le nom donné à quatre de ses bateaux par le commandant Charcot, audacieux explorateur, qui devint un héros national pour avoir sillonné l'Antarctique pendant des années afin de faire avancer la science.

Utilisez vos passions comme tremplins

Dans le cas de passions, de domaines d'intérêt particuliers ou de compétences spécifiques, vous êtes maintenant en veille permanente. L'audace est toujours prête à vous faire agir ; il suffit de l'alimenter.

CAS RÉEL D'AUDACE CRÉÉE PAR UNE PASSION AMOUREUSE

Une amie loue son studio de Boulogne à un homme seul. Après deux années, au moment de libérer le studio, son locataire l'informe discrètement qu'il prend à sa charge une « petite » réparation. En fait, il avait loué ce studio pour être près de sa maîtresse qui était mariée, et il avait creusé un trou - caché par une commode de chaque côté - pour la rejoindre dans la journée en l'absence de son mari. Comme quoi le roman du *Comte de Monte-Cristo* continue d'inspirer certains audacieux...

Jouez d'audace à chaque opportunité

On vous propose d'acquérir un chien, une voiture, un meuble, une peinture, une maison, un bateau, alors que vous ne vous posiez pas la question. Ne rejetez pas l'offre sans l'étudier.

Il y a deux raisons à cela : a) il y a toujours un prix – ou des conditions – susceptibles de rendre l'offre intéressante, et b) il peut y avoir un intérêt collatéral à la transaction : entrer en relation avec la personne qui vous approche, effectuer du troc contre un autre bien, louer le chien plutôt que l'acheter, etc.

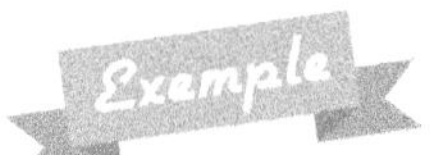

Vous allez voir un piano à queue suite à une annonce dans FUSAC, mais vous le trouvez en trop mauvais état pour l'acheter. La propriétaire vous propose alors de le lui louer ; vous refusez encore ; elle finit par vous le prêter car elle n'a plus la place de le garder ; vous le prenez et l'échangez contre votre propre piano que votre ancienne épouse refusait de vous rendre ; pas de problème car celle-ci ne joue pas de piano !

Il faut opter pour l'une des deux...

Lorsque vous devez gérer une situation urgente en l'absence du décideur en titre (votre patron, le président de votre association, un associé...), vous avez deux attitudes possibles, aussi risquée l'une que l'autre : soit vous déterminez que ce n'est pas à vous de trancher (« *it's not my job* ») et vous risquez d'être critiqué pour ne pas l'avoir traitée, soit vous la traitez et vous risquez également d'être critiqué pour avoir pris une initiative non autorisée. Mais dans le second cas, vous avez fait preuve d'audace ! À vous de vous positionner.

Si votre audace est proactive[1]

Nous sommes ici dans le cas où l'audacieux cherche des dossiers pour se réaliser. Les exemples ne manquent pas de présidents, de rois, d'empereurs... qui ont cherché des raisons de lancer des opérations commerciales, financières, ou de créer des « incidents de frontière » avec des pays voisins.

À la poursuite d'innovations

Être à l'affût de nouvelles idées est déjà positif. Mais utiliser la situation créée pour faire quelque chose d'exceptionnel, quelque chose que l'on ne ferait pas en temps normal, ou que les autres n'oseraient pas faire, c'est cela l'audace.

CAS RÉELS

En 1948, le jeune Preston Tucker conçoit une automobile révolutionnaire... Le succès prévisible déclenche une contre-attaque virulente des trois grands constructeurs, General Motors, Chrysler et Ford, pour ruiner Tucker. Mais il est décidé à ne pas se laisser faire et à réaliser son rêve (lire la suite sur Wikipedia). Il échouera après avoir construit 55 voitures, mais peu importe. Il l'a fait ! Et ses voitures valent une fortune aujourd'hui.

Plus récemment, un autre grand audacieux, Elon Musk, a réussi à concevoir puis à construire en Californie une voiture de tourisme exceptionnellement puissante (la Tesla 100 % électrique) qui est même distribuée en France.

Fonctionnez par objectifs

Fixez-vous des challenges personnels, assortis d'objectifs concrets du type SMARTE (*Specific, Measurable, Attainable, Realistic, Timely et Evaluated*).

---

1 Cf. chapitre 2.

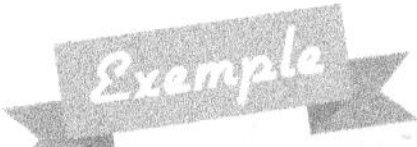

S'imposer de ressortir de toute rencontre, tout dîner, toute réunion avec quelque chose de positif : un contact professionnel ou personnel, une idée d'action à entreprendre, un projet à étudier avec la ou les personnes rencontrées, etc.

Observez un audacieux à l'œuvre

Intéressez-vous à un projet mené par une personne audacieuse, dynamique et entraînante, et observez-la ou – mieux encore – interviewez-la pour comprendre son mode opératoire. Les vrais audacieux sont rarement avares d'explications sur leurs réalisations.

Faites des démonstrations in vivo

Si vous désirez vraiment travailler avec une entreprise particulière, plutôt que de vendre vos services de façon banale, proposez des deals appuyés sur des cas réels et concrets.

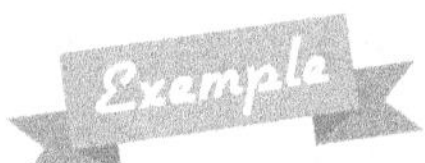

Si vous êtes formateur, téléphonez à la société du dirigeant devant lui pour lui démontrer que la qualité de l'accueil, du service commercial, du SAV ou du service maintenance, est déficient. Puis vous lui soumettez un rapport comprenant une proposition de mission de formation !

L'audace ensemble

Nous avons tous besoin de nous ressourcer auprès des autres pour retrouver de l'énergie et actionner une forme de stimulation, mais pas auprès de n'importe qui. Les projets collectifs sont donc un moyen efficace de renouer avec l'audace.

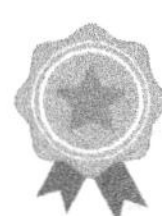

L'avis de l'expert

Bien que nous soyons équipés pour faire face au négatif, notre programmation naturelle est le positif. C'est pour cela que, dans notre construction, nos personnalités primaires sont orientées vers le plaisir (tempéraments). Il est donc important de créer des conditions positives.

Évitez les relations toxiques

Il y a toujours des moments où nous sommes entourés de personnes « bien intentionnées » qui cherchent plus ou moins consciemment à nous contrôler, voire à nous manipuler, *pour notre bien*. Le problème, c'est que les critiques négatives donnent l'impression – erronée – que leurs auteurs ont mieux appréhendé les paramètres de la situation que nous.

Trois symptômes classiques permettent de repérer les toxiques.

> Ils tentent de vous décourager en vous posant des questions déstabilisantes.

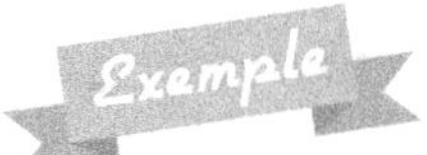

Une mère jalouse : « Mais qu'est-ce que tu as besoin de monter ce projet avec ton père ? »

> Ils jouent la double loyauté en servant d'intermédiaire entre vous et un tiers, alors qu'ils cherchent en fait des moyens de torpiller votre projet.

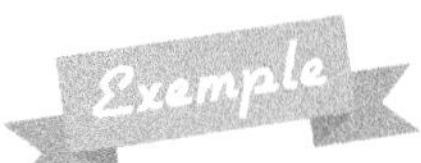

La fameuse dépêche d'Ems destinée à Napoléon III, tronquée par le chancelier prussien Bismark le 13 juillet 1870 pour pousser les Français à la guerre.

> Ils vous demandent de leur faire confiance. Or il faut savoir que la confiance n'est pas accordée facilement en France : seulement 19 % des Français se font confiance, contre 55 % aux États-Unis, 47 % au Japon et en Grande-Bretagne.

Ignorez les tentatives d'intox

Vous êtes sûr de votre projet, de votre idée, de votre initiative ? Vous avez pesé le pour et le contre ? Vous avez évalué les risques ?

Dans ce cas, ne vous faites pas influencer par des personnes qui ne s'impliquent pas personnellement (demandez-leur d'investir à vos côtés), ne sont pas compétentes techniquement (demandez-leur une évaluation chiffrée), et n'ont pas prouvé qu'elles apportaient une plus-value réelle dans le passé (demandez-leur quel rôle concret elles sont disposées à jouer)...

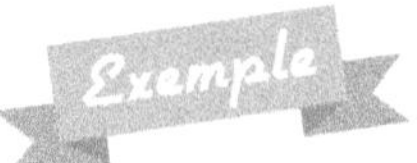

> Lorsque vous informez votre interlocuteur que vous cherchez une solution, et qu'il vous répond : « S'il devait y avoir une solution, on l'aurait déjà trouvée », répondez simplement : « Et moi qui comptais sur vous ! »

Entourez-vous d'audacieux

Chiffres

Il semblerait que les catégories les plus audacieuses se trouvent parmi les scientifiques (76 %), les artistes (72 %), puis les dirigeants de petites entreprises (68 %), les journalistes (55 %)...

L'audace est communicative : elle ajoute de l'énergie, car si l'on s'entend bien, si l'on se comprend bien, cela crée un feeling positif ; on se connecte ; les choses se font alors sans effort.

Nous allons maintenant vous proposer six raisons de développer votre audace en équipe.

Les audacieux se reconnaissent entre eux

Rapprochez-vous des personnes qui aiment que vous fassiez preuve d'audace et qui apprécient vos initiatives. Il est important de trouver des points qui vous rassemblent, quel que soit le projet concerné.

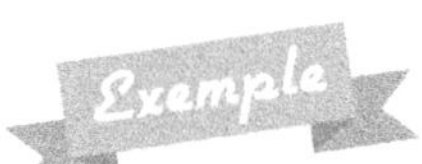

Exemple d'audace bien jouée
Vous entrez dans le hall d'une école de commerce pour rencontrer son directeur ; vous vous dirigez vers le distributeur de café, mais n'avez pas la bonne monnaie ; une étudiante, assise à côté, vous propose de vous l'offrir ; vous entamez la conversation ; elle vous demande poliment l'objet de votre visite ; vous lui dites que vous venez chercher un stagiaire intéressé par les techniques de décisions. Elle vous répond : « Arrêtez de chercher ! Vous l'avez : c'est moi ! »

L'union optimise l'audace

Créez un groupe d'audace avec pour objectif de pouvoir dire un jour : « On a eu des idées audacieuses ; on les a réalisées ! »

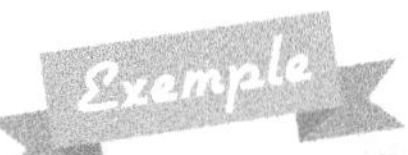

Vous écrivez un livre ? Invitez quelques audacieux à déjeuner pour réfléchir à une communication originale pour le lancement... Il y a plus d'idées dans plusieurs cerveaux que dans un seul.

La méthodologie renforce l'audacieux

Soyez toujours prêt à proposer une méthodologie. Le fait d'en assurer le process vous donne un ascendant sur les membres de l'équipe dont vous faites partie, et vous donne ainsi la possibilité d'asseoir progressivement votre leadership.

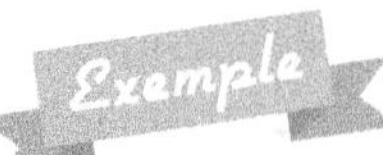

Vous intégrez une équipe de consultants américains dans le cadre d'une mission de réorganisation d'une entité importante au bord du chaos. La première réunion a pour objet de mettre au point une méthodologie pour mener la mission. Par chance, personne n'en a une toute prête à proposer. Vous en profitez vite pour en improviser une et la faire accepter en l'absence de contre-projets ; vous allez ainsi pouvoir coordonner tous les travaux de l'équipe pendant six mois...

Le courage de s'engager

Engagez-vous auprès d'un tiers pour vous sentir obligé de faire quelque chose (un pari ?).

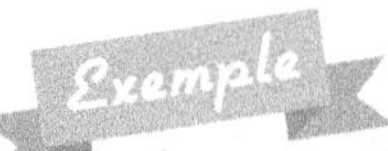

Dire à votre époux/épouse que demain matin vous allez demander une augmentation à votre patron, ou que vous allez licencier un collaborateur devenu ami, car il ne fait plus le travail demandé. Assez dur.

L'audace vécue, non pas observée

Ne vous contentez pas d'admirer l'audace des autres ou d'en parler, car cela vous donne l'illusion de vivre par procuration.

Vous côtoyez des amis, des personnes, audacieuses ? Soumettez-leur plutôt des projets, des problématiques, des questions qui les inspirent. Essayez de suivre leur cheminement intellectuel. Formez-vous sur des cas réels, puis, surtout, prenez part à l'action...

Suivez un mouvement d'audacieux pour vous décomplexer en vous immergeant dans leur environnement.

Il peut s'agir d'une association, d'un groupement professionnel, ou d'un projet personnel ou professionnel, qui vous donnera l'opportunité d'intégrer un groupe constitué exclusivement de membres audacieux. Si ce n'est pas le cas, ne perdez pas votre temps dans des discussions stériles et éloignez-vous d'eux.

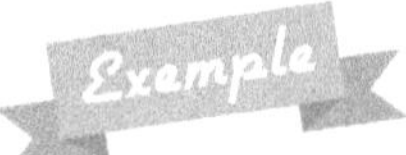

Un petit groupe d'étudiants de L'École supérieure de commerce de Reims décide de créer une des premières Junior Entreprises, l'AREM (Association pour La Recherche et l'étude de Marchés), afin de vendre des services aux entreprises locales. Ils ont été rapidement rejoints par une grande partie des étudiants de l'école. La preuve que l'audace attire l'audace.

Laissez de côté ceux qui ne veulent – ou ne peuvent – pas

Au fur et à mesure que vous ferez preuve d'audace, vous allez être confronté à des personnes difficiles à mobiliser rapidement car ce n'est jamais le bon moment pour prendre des initiatives. Vous devez les identifier très tôt, car elles risquent de vous retarder inutilement.

Parmi vos interlocuteurs, certains n'ont pas les caractéristiques des audacieux, soit qu'ils aient du mal à s'engager, soit qu'ils préfèrent subir le *connu* plutôt que se diriger vers *l'inconnu* ; cf. le fameux adage anglais « *The devil you know*[1] ».

Il peut être sage de ne pas chercher à les éloigner de leur point d'équilibre, car c'est pour eux une façon de se protéger.

Reconnaître les hommes de système. Certains peuvent avoir besoin du rempart d'une structure pour se rassurer.

S'ils sont à l'aise dans le système qui leur convient pour se positionner et se rassurer, ne les tentez pas !

---

[1] Le diable que l'on connaît (sous-entendu : il vaut mieux éviter de le remplacer par un autre qui pourrait être encore pire...).

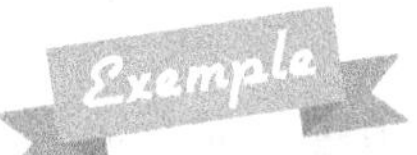

« Je viens d'être nommé DDAGCDGFRC (Directeur Délégué Adjoint – Grands Comptes à la Direction Générale de la Filiale de la Région Centre. »

La pire chose qui puisse vous arriver serait qu'ils acceptent de vous suivre, car au premier obstacle ils vous lâcheront. Leur capacité d'audace est souvent peu sollicitée dans leur entreprise, où toute initiative doit être homologuée par la hiérarchie, puis normalisée.

Attention au soumis !

Apprenez à reconnaître le soumis. La personne de nature soumise a nécessairement besoin d'un dominant (car sa partie animale fait qu'elle l'accepte de façon naturelle). Or l'audacieux n'est pas nécessairement un dominant, et la dépendance envers vous que recherche le soumis risque de vous ralentir dans vos actions ou, pire, de les entraver.

Attention au réservé !

Cherchez à identifier le réservé. Il est prudent, affable, discret, afin de ne pas attirer l'attention sur lui, ne pas faire de vagues, et surtout ne pas affronter un échec qu'il jugerait vexant, voire intolérable. En cas d'exposition (ou de risque d'exposition) trop directe, il risque de faire marche arrière au pire moment.

Attention au frustré !

Observez bien le frustré. C'est une personne qui se reproche d'avoir laissé faire les autres à sa place.

Mais à la prochaine occasion, il fera comme toujours : rien, tout en le regrettant après coup ! Ce qui alimentera son sentiment de frustration.

Attention au dépressif !

Évitez le dépressif. Il a la sensation de s'être fait agresser (que ce soit par la vie ou par les gens…). Le disjoncteur est sur off. Toute forme d'action ou tout contact est pour lui une source de problème. Il a cependant une quantité d'énergie inutilisée, mais celle-ci est bloquée. Vous ne pouvez rien pour lui, au risque de vous épuiser à tenter de le sortir de sa léthargie.

Jouez les coachs !

Plus *audacieusement* encore, une fois que vous vous sentez prêt, vous pouvez vous présenter en tant que coach en audace ! Entraînez-vous à faire converger des problématiques vers vous ; c'est un excellent exercice pour développer votre propre audace en utilisant une partie différente de votre cerveau afin de trouver, puis proposer des solutions...

Réveillez l'audace enfouie chez les autres

Dans le même registre que ci-dessus, la meilleure façon de convaincre une personne de faire preuve d'audace consiste à lui faire réaliser qu'elle en a déjà. Si elle ne l'a pas fait par elle-même, c'est que l'audace est un concept très personnel, différent pour chacun de nous selon nos propres critères.

Le traitement des difficultés rencontrées

On a vu pourquoi il était si important pour vous de pouvoir transformer vos échecs en obstacles (cf. chapitre 6) car, il n'est pas envisageable de rester bloqué très longtemps. Cependant vous devez accepter qu'il y ait des étapes comportant des essais non transformés, car la vie est faite d'une succession d'embûches à tous les niveaux, à tous les âges, et dans tous les domaines.

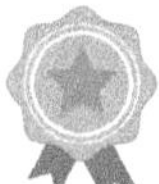 L'avis de l'expert

Il est illusoire de penser que l'on pourrait faire preuve d'audace sans rencontrer de difficultés, et il est humain que nous soyons impactés ; en même temps, on a la fabuleuse capacité à s'adapter, et donc à dépasser ces difficultés. Il nous revient de mobiliser cette capacité.

Chiffres
L'opinion des Français est à ce propos assez évocatrice de notre culture : 43 % estiment que l'on envie l'audace ou que l'on la jalouse, 35 % la critiquent et la combattent, contre 18 % qui l'admirent et 9 % seulement qui la soutiennent.

Plutôt que les craindre, ou chercher à les éviter en restant à la maison, mieux vaut traiter ces difficultés, qu'il s'agisse d'aléas d'ordre technique ou financier, ou de problèmes humains (les envieux, les faibles, les peureux, les escrocs...).

Voici trois techniques à développer, certaines étant complémentaires entre elles, mais toutes nécessitant des capacités d'imagination en temps réel :

Jouer l'effet de surprise

Nous avons vu qu'un audacieux devait continuer de surprendre ; car il refuse la routine et la banalité.

Il ne doit pas s'arrêter en si bon chemin, d'autant plus que l'audace d'hier n'est plus l'audace d'aujourd'hui et celle d'aujourd'hui n'est pas encore celle de demain. On dit que l'on ne se baigne pas deux fois de suite dans la même rivière. C'est vrai également pour l'audace.

Étudiez systématiquement l'option audace

L'audace doit faire partie de vos options disponibles pour surmonter aléas, obstacles, oppositions, surtout si personne ne s'y attend !

Soyez toujours prêt à jouer la rapidité

La réactivité, c'est-à-dire la rapidité dans la réaction, dans l'adaptation ou dans la refonte d'un plan d'action, est un élément clé du traitement des obstacles par l'effet de surprise qu'elle crée, puisque *l'autre* doit s'adapter à votre réaction en prenant généralement un temps de retard sur vous.

Pensez à faire volte-face

Lorsque vous estimez que vous avez assez reculé, que vos interlocuteurs ne respectent pas l'équilibre des forces, vous n'avez d'autre choix que de faire volte-face. Pour deux raisons :

1. Vous avez votre dignité à préserver lorsque des critiques, des menaces, ou des actes deviennent inacceptables.

2. L'audace peut vous sortir d'un mauvais pas, face à un opposant qui se croit en position de force (cf. *L'art de la guerre* de Sun Tsu), et qui peut faire l'erreur de relâcher sa vigilance en vous croyant vulnérable.

L'audace vous permet également de considérer le dossier sous un autre angle ou de monter les enjeux d'un cran (comme écrire au président du conseil d'administration, aux administrateurs, à l'organisme de tutelle, au syndicat, voire au ministère de tutelle...).

Mais il faut le faire de façon à la fois soudaine et puissante, qui sont deux des trois caractéristiques de l'audace (cf. chapitre 2).

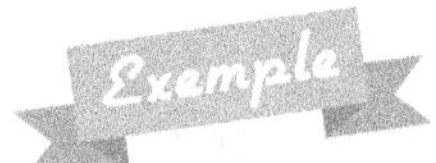

Le cas vécu n° 2 a été résolu selon la technique de la volte-face...

Respecter les conditions de base

Ténacité

La ténacité est une force intérieure qui incite à *tenir*. Elle libère donc du courage (cf. paragraphe suivant).

Lorsque la méthode n'est pas en doute, lorsque vous êtes sûr de vous sur un dossier particulier, la ténacité vous permet de convaincre vos partenaires, aussi bien que vos opposants, que vous ne lâcherez pas. Simplement, vous ne pouvez pas toujours réussir du premier coup.

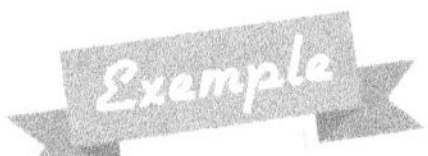

Exemple vécu

Une employée de la préfecture de Nanterre vous refuse l'édition de la carte grise d'une voiture importée car il manque un document étranger, impossible à obtenir. Vous demandez le nom du chef de service et vous sortez. Vous revenez cinq minutes plus tard, vous montez dans les étages, et vous attendez à la porte du chef de service concerné qu'il soit au téléphone pour lui tendre le fameux document à signer en disant que tout est OK. Il le signe distraitement, et vous lui demandez en sortant s'il vous offre un chocolat de la boîte qui était sur sa table. Non mais...

Courage

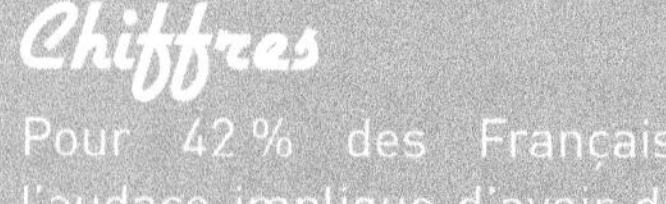

Le courage vient en renfort de l'audace en cas de souffrance, de nécessité de tenir face aux éléments qui se déchaînent et se succèdent contre vous ; mais il est également lié à la bravoure, à la vaillance et au sang-froid qui vous donnent la force de ne pas vous dérober ou vous démonter devant la difficulté.

Détermination

La détermination serait plus stratégique, alors que la ténacité serait plus tactique. La première est centrée sur l'objectif, alors que la seconde concerne l'action elle-même.

Lorsque vous êtes à la fois sûr de l'objectif poursuivi et de la stratégie déployée pour l'atteindre, la détermination vous permettra de tenir le cap.

Dans les faits, l'audace peut être à la fois une conséquence de la détermination dans le lancement d'un projet, et la détermination peut être le prolongement de l'audace pour aller jusqu'au bout dans un projet afin de la renforcer.

Exemple

Des généraux comme Leclerc et Koenig ont démontré une détermination sans faille pendant la Seconde Guerre mondiale, ne montrant pas la moindre hésitation dans leurs actions audacieuses (notamment la lente reconquête de la Tunisie par le premier et la défense du fort de Bir-Hakeim par le second).

Persévérance

Faites preuve de persévérance. Si vous êtes sur vos tempéraments de base, vous aurez l'énergie nécessaire pour positiver, puis repartir.

La persévérance est une variante proche de la ténacité, mais elle est plus appropriée dans un contexte conflictuel, concurrentiel, délicat, afin de continuer d'avancer dans la direction choisie.

Avoir l'audace d'arrêter

Il est généralement difficile de se dire qu'il n'y a aucun espoir de trouver de solution avec certaines personnes, ou de trouver une issue favorable à un projet, mais dans ce cas la décision d'arrêter peut être plus audacieuse que l'entêtement à continuer.

> *« La détermination est une qualité mais l'entêtement peut être une faute. »*
>
> Cécile Duflot[1].

Reprenez votre liberté en cas de dérive

Si, après réflexion, vous êtes convaincu que vous avez affaire à un environnement dangereux par les risques que l'on cherche à vous faire prendre, l'audace peut vous inciter à prendre vos distances, afin de ne pas vous laisser entraîner dans une direction qui ne vous conviendrait pas.

---

[1] Dans une interview dans *Le Monde* le 28 mars 2015, à propos de l'entêtement du Premier ministre à ne pas tenir compte des résultats des élections.

Faites preuve de sagesse en arrêtant à temps

Une fois que vous détenez la preuve que la stratégie que vous suivez ne vous permet pas d'atteindre votre objectif, il est sage de prendre les mesures qui s'imposent pour stopper l'opération.

Une seule condition cependant : soyez vigilant sur les conditions de rupture en amont du lancement de votre projet, de façon à ne pas devenir vulnérable financièrement ou juridiquement en y mettant fin.

Menacez de vous retirer pour tester les réactions

Dans le cas de négociations difficiles, une étape intermédiaire consiste à menacer de vous retirer du dossier, en quittant la salle de réunion « à la chinoise » (c'est-à-dire en faisant semblant de rompre les négociations pour intimider les parties prenantes), afin de tester les motivations de votre (vos) interlocuteur(s). Cela peut impressionner – voire vexer – les tiers, mais vous pouvez ainsi réussir à rééquilibrer les rapports de force.

Et pour terminer...

Vous avez absorbé beaucoup de concepts ; vous avez acquis un nombre important de techniques ; vous avez conscience qu'il reste beaucoup à faire.

Mais en relisant tranquillement ce livre, et en commençant par vous concentrer sur les techniques qui vous semblent immédiatement applicables, vous allez réussir !

Cependant, nous avons pensé terminer en vous donnant trois clés, destinées à vous faciliter la tâche avant de commencer. Les voici.

Le point d'appui

Quel que soit le sujet que vous traitez, l'environnement dans lequel vous évoluez, l'interlocuteur auquel vous faites face, vous devez sélectionner un point d'appui précis – un argument irréfutable *ad hoc* – sur lequel vous allez articuler votre audace (délais, budgets, valeurs, etc.). Vous vous sentirez ainsi plus fort, plus sûr de vous pour obtenir ce que vous désirez...

Le joker de l'audace

L'audace au deuxième degré : vous allez constater que, face à un interlocuteur qui refuse d'accéder à votre requête, si vous lui dites que vous effectuez actuellement des tests sur l'audace, vous créez une forme de complicité avec cette personne, qui risque d'être plus motivée pour accéder à votre requête...

UTILISEZ-NOUS !

On refuse systématiquement de vous accorder un entretien avec la personne que vous désirez rencontrer malgré vos tentatives répétées ? Dites simplement que vous venez de lire ce livre, et que l'audace est devenue naturelle chez vous ! Donc, vous continuerez d'insister jusqu'à ce que vous ayez gain de cause. Alors, il vaudrait mieux que l'on vous accorde cet entretien tout de suite car vous ne lâcherez pas !

Et puis vous en avez assez d'être passif !

Les services de mauvaise qualité, les *responsables* de clientèle qui ne sont *responsables* de rien dans les banques, les interlocuteurs dans les centres d'appels qui ne savent que répéter le script devant eux au mépris de tout intérêt envers votre problème, les serveurs dans les restaurants qui passent leur mauvaise humeur sur le client, les vendeurs de voitures qui sont incapables de négocier un prix en temps réel, les vendeurs de hifi et d'électroménager qui ne savent rien sur leurs produits, vous en avez assez de tout cela !

Comme le disent les Anglais « *We live on borrowed time*[1] »... Alors comme le temps presse, prenez – ou reprenez – l'initiative !

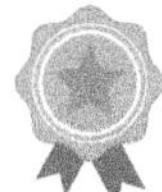 ## L'avis de l'expert

De par nos automatismes, nous avons des exigences qui parfois peuvent nous limiter dans notre souplesse ; dans ce cas présent, utilisons-les pour nous exprimer et réagir.

Le client est (et doit être) roi

Vous êtes le client ; vous devez être respecté ; vous avez appris (cf. chapitre 6) à vous exprimer de façon décidée, non pas comme un acheteur timoré ; votre interlocuteur est formé à éconduire les clients ? Vous êtes maintenant formé à lui faire entendre raison et à avoir le dernier mot. Sinon, vous allez ailleurs.

---

[1] Nous vivons sur du temps emprunté.

Un investissement rentable

Investissez seulement 5 % de votre temps dans des coups d'audace, qu'ils comportent une chance de réussite ou pas. Vous êtes responsable de la tentative, pas de l'issue lorsque vous faites face à des paramètres incontrôlables, qu'ils soient de nature humaine, technique, administrative ou affective.

MISE EN APPLICATION

Une fois par semaine, envoyez des propositions de partenariat à des organismes ou des investisseurs afin de monter des projets audacieux, et la réussite sera au rendez-vous !

L'énigme de la 4ᵉ de couverture

Le moment est maintenant venu de vous donner la solution de ce cas réel, qui a justement trait à l'initiative...

Donc, votre train est à l'arrêt vers 21 heures « pour une période indéterminée » en gare de Gourdon (mondialement connue...).

L'explication du contrôleur : un groupe d'habitants de la ville manifeste contre le projet de la SNCF de supprimer l'arrêt dans cette gare.

Au bout de quinze minutes, vous « décidez » que ça suffit, et vous descendez voir ce qui se passe à l'avant du train.

Votre constat : une trentaine de manifestants avec bannières scandent des slogans à tue-tête ; plus sept ou huit CRS sur le quai côté gare, les jambes écartées, les mains derrière le dos, avec un chef apparent devant eux, immobile également.

Il va falloir bousculer gentiment le tout. Votre audace, déclinée en sept étapes :

1. Vous rentrez dans le groupe et demandez : « C'est qui le chef ? » Il arrive, tout fier, entouré de son groupe qui s'écarte en vous observant.

2. Vous lui dites : « Vous savez qui je suis ? » Sa réponse devant son groupe : « Aucune idée, ha ha ! »

3. Vous lui dites : « Vous n'allez pas tarder à le savoir... » et vous traversez la voie pour remonter sur le quai de la gare.

4. Vous vous adressez au chef apparent des CRS en lui montrant une carte périmée du Press Club (c'est très important que les manifestants vous voient montrer quelque chose) et vous lui dites : « J'aimerais connaître l'état de la situation. » Il vous répond : « On n'a pas d'instructions. » Vous insistez : « On ne va pas rester ici toute la nuit ! Ma mère n'est pas en bonne santé. » Le chef vous répond : « On n'a pas d'instructions. » Vous dites : « Qu'est-ce qui vous empêche d'en demander ? » Il vous répond : « On vous dira quand on en aura. »

5. Cela vous convient, et vous retraversez la voie pour aller vers les manifestants un peu inquiets puisqu'ils n'ont (heureusement) rien entendu. Vous dites au chef : « J'ai parlé aux CRS ; ils vous donnent cinq minutes pour dégager la voie ; après ils viennent vous déloger ! »

6. Ils discutent entre eux ; ils vous regardent ; ils regardent les CRS... Vous leur dites : « Vous avez fait du bon boulot ; je vais parler de vous (c'est vrai) ; mais pour ce soir c'est terminé ; rentrez chez vous, il est tard ; vous recommencerez demain. »

7. Vous les quittez, passez devant la locomotive où le conducteur est penché à sa fenêtre ouverte, et vous lui dites : « On s'en va. »

Les manifestants quittent la voie en bougonnant, le chef de gare souffle dans son sifflet et le train repart...

Voilà, ce n'est pas plus compliqué que cela ! Vous pourrez le faire vous-même la prochaine fois ! En résumé, il vous « suffit » de vous sentir à la fois :

LIBRE, CRÉATIF et SÛR DE VOUS...

CAS VÉCU N° 6 : CHALLENGE ET SOLUTION

Le cas vécu ci-dessous est présenté comme un challenge, suivi de la solution qui a été réellement adoptée.

○ Nous insistons sur l'importance du constat, car il représente la clé de la solution à appliquer.

EXPOSÉ DU CHALLENGE

Une de vos clientes en coaching a été littéralement mise au grenier d'une des grandes banques françaises depuis deux ans ! Pas invitée aux réunions, pas de missions, pas d'existence dans l'organigramme. Rien. Son N + 1 et sa DRH jurent qu'ils pensent à elle, mais rien ne se passe. Son mari lui conseille de démissionner mais courageusement, elle refuse d'abandonner. Elle vous demande de l'aider à trouver une issue digne. Elle s'occupe mal de ses deux enfants, elle est mal coiffée, mal habillée, le teint blafard.

CONSTAT

Le premier problème est le mari. Généralement de très mauvais conseil par manque de capacité, d'envie, d'énergie ou de temps pour gérer ce genre de dossier à distance.

Le second problème est votre cliente qui est mentalement fragilisée par le manque de soutien (employeur + mari) sur une trop longue période. Il y a nécessité de bouger, et vite.

NOTRE SOLUTION

Vous lui dites de se reprendre en main : sortir avec ses enfants, sport, marche, coiffeur, nouveaux vêtements, maquillage, bijoux, et dès qu'elle se sentira mieux, elle revient vous voir.

Lorsqu'elle revient effectivement au bout de trois semaines, ce n'est plus la même : rajeunie, en super forme, mais un peu inquiète de ce qui l'attend.

Vous lui dites d'aller le lendemain vers le bureau de son soi-disant N + 1, d'entrer sans frapper même s'il est en réunion, de se diriger vers lui, de le regarder fixement en lui disant : « Je ne démissionnerai pas. » Puis elle doit sortir de la pièce tranquillement sans attendre de réaction. Dans la foulée, elle doit aller voir sa DRH et répéter exactement le même scénario : « Je ne démissionnerai pas. » Puis elle retourne dans son grenier sans se manifester davantage.

Deux semaines plus tard, elle avait une nouvelle fonction dans sa banque. Difficile à croire, mais vrai !

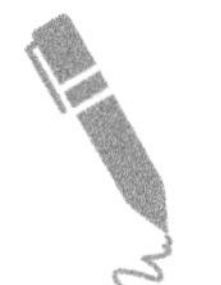

À VOUS DE JOUER !

Les exercices suivants sont des cas vécus qui ont été sélectionnés en fonction de l'audace nécessaire pour réussir.

À vous de trouver des solutions aussi audacieuses – voire plus audacieuses ! – que celles qui ont été mises en place pour atteindre l'objectif fixé...

Réponses sur demande, exclusivement par e-mail à : quiz@durandy.net.

20 Vous vous présentez devant l'entrée du San Diego Yacht Club pour voir enfin la fameuse Coupe de l'America (qui y est exposée à l'époque) dans une vitrine. Vous n'avez qu'une vieille carte du Little Ship Club de Londres. Le garde à l'entrée s'en aperçoit – évidemment ! – et vous dit que votre carte est périmée depuis dix ans. Vous voulez entrer quand même.

> **Votre solution ?**

. . . .

21 Vous êtes à l'enregistrement de l'aéroport de Washington National pour rentrer à Paris *via* Philadelphie. Mais du fait d'une tempête, aucun avion ne décolle de Washington et votre correspondance dans cinq heures à Philadelphie va être ratée. À moins que... vous ne trouviez une solution miracle !

> **Votre solution ?**

. . . .

22 Vous êtes en mission dans un pays en pleine effervescence politique. La porte de l'établissement où vous travaillez a été défoncée durant la nuit. Vos cours sont annulés. La direction a quitté la ville. Vous êtes isolé dans une chambre louée dans un quartier à risque. Vous avez bien un téléphone mobile local mais il est bientôt en fin de crédit. Vous n'avez que des pamplemousses à manger depuis deux jours. Le personnel d'astreinte du consulat de France, fermé par sécurité, ne peut rien pour vous. Comble d'ironie, le Quai d'Orsay contacté par votre famille lui demande de le tenir au courant... Ah, si vous étiez James Bond !

> **Votre solution ?**

. . . .

23 Vous avez fait une photocopie de l'invitation d'une amie (nominative à son nom) pour le colloque 2014 sur l'audace organisé par la Cité de la réussite. Vous avez décidé d'assister aux conférences qui vous intéressent et d'être invité au salon VIP afin de rencontrer des personnalités. C'est le moment ou jamais de faire preuve d'audace.

> **Votre solution ?**

. . . .

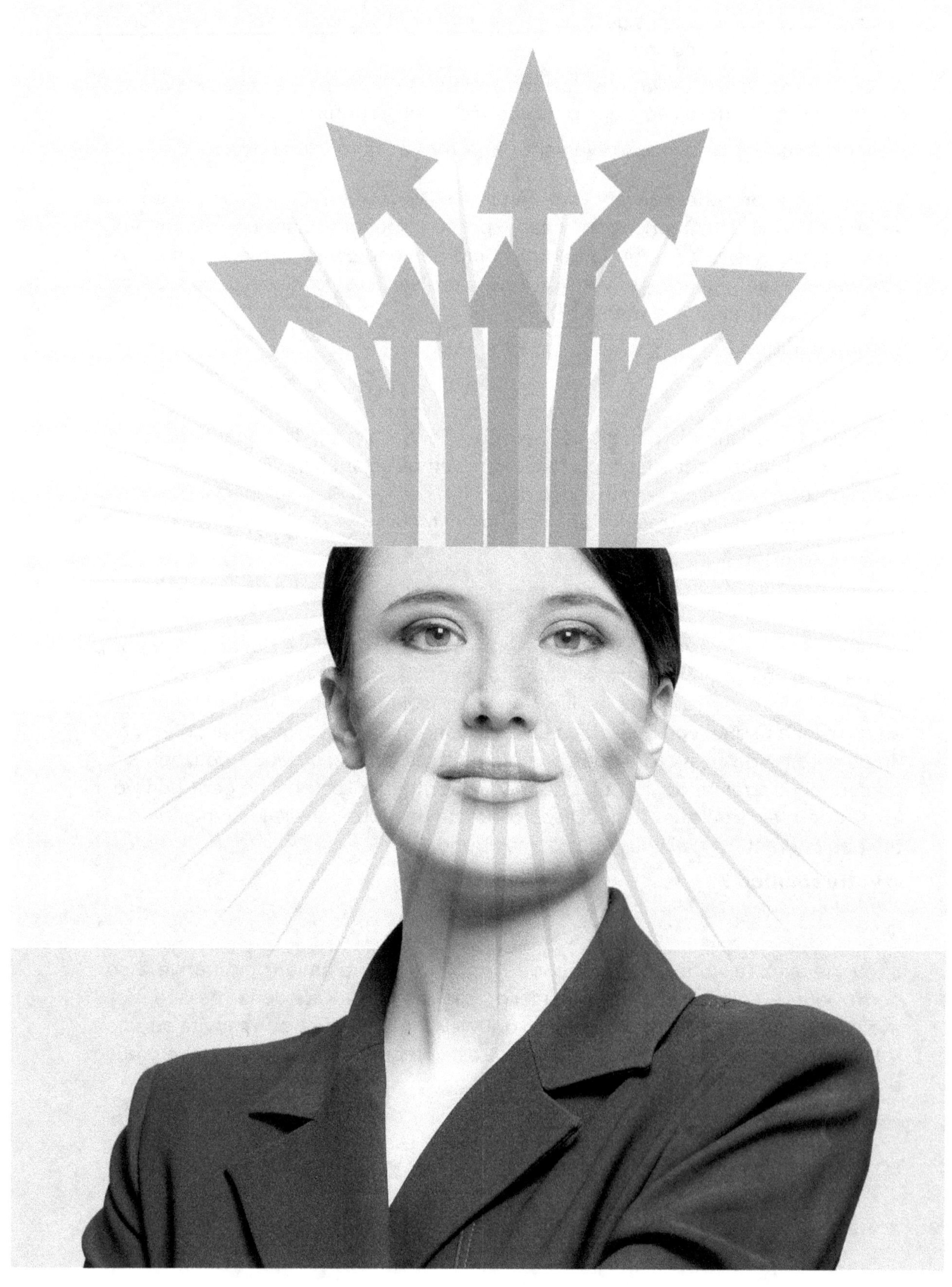

Chapitre 8

LE **MENTAL** AU SERVICE DE L'AUDACE[1]...

Le mode d'emploi de notre mode de fonctionnement

Difficile de parler d'un mode d'emploi sur l'audace sans au préalable parler de celui de notre propre fonctionnement. Nous sommes tous constitués de trois dimensions : comportementale, cognitive et émotionnelle. Comme l'exprimait le professeur Henri Laborit, nous sommes d'abord des systèmes nerveux et il nous est indispensable d'agir pour vivre. Nos comportements traduisent cette capacité d'action. Mais pour agir, il nous faut aussi donner du sens à tout ce que nous faisons, c'est pourquoi une de nos activités principales est de penser. Imaginez un lieu ou une personne et une image mentale appelée « cognition » apparaît. C'est cette cognition qui est l'origine de nos comportements. En revanche, penser est tellement évident pour nous que le plus souvent nous ne le conscientisons pas. Enfin, il y a la dimension émotionnelle à l'origine de notre unicité et de l'énergie qu'il nous faut pour agir. Si nous avons déjà établi le lien entre nos comportements et nos pensées, nous partons aussi du postulat que nos pensées traduisent rationnellement nos émotions. Ainsi, ces trois dimensions sont indissociables dans notre mode de fonctionnement. Mais toutes aussi fondamentales que soient ces dimensions, il nous semble encore plus stratégique de comprendre leur origine. C'est ce à quoi répondent aussi les neurosciences en nous apportant des connaissances sur notre activité cérébrale. Nous nous appuyons sur les approches neurocognitives et comportementales du docteur Jacques Fradin et de ses équipes au sein de l'IME et de l'INC. Ils ont défini le concept de « contenant » par des connexions de neurones qui se regroupent en territoires pour assurer les différentes missions nécessaires à notre vie. Ce sont ces contenants qui sont à l'origine de nos trois

---

1 Chapitre rédigé par Pascal Vancutsem.

dimensions et de nos états mentaux. C'est en les connaissant que nous serons véritablement en mesure d'agir sur notre mode de fonctionnement. Nous allons rapidement vous les présenter et nous invitons nos lecteurs qui souhaiteraient en savoir plus à lire *Manager selon les personnalités* et *L'intelligence du stress* de Jacques Fradin aux éditions Eyrolles.

Les approches neurocognitives définissent quatre territoires cérébraux. Le premier appelé **instinctif** gère d'abord la satisfaction de nos besoins physiologiques (respirer, se déplacer, manger…), ce qui nous met dans un état de calme. Mais à partir du moment où nous vivons, nous pouvons mourir. Il nous faut donc un système de survie individuelle que gère également ce territoire. C'est pourquoi, nous disposons tous de trois autres contenants instinctifs que sont la fuite, la lutte et l'inhibition. Le vécu de fuite correspond à la peur et nous permet de nous échapper. Celui de la lutte à la colère et nous permet de combattre. Celui de l'inhibition à l'abattement et il nous permet de « disparaître ». Ainsi, en cas de perception d'un danger, nous avons trois réponses à notre disposition. Mais si la survie individuelle est indispensable, elle est aussi assez limitée. C'est pourquoi, puisque nous nous ressemblons, nous nous rassemblons pour assurer notre survie collective. Mais si nous serons plus forts face aux autres, il nous faut aussi gérer les rapports de force entre nous. C'est la mission de notre deuxième territoire cérébral appelé **paléolimbique.** Il définit ce que nous appelons « le positionnement social instinctif » et s'articule autour de la confiance et de la méfiance instinctive en soi et de celles en l'autre. La confiance instinctive en soi traduit la force et représente la dominance. La méfiance instinctive en soi traduit la culpabilité et représente la soumission. La confiance instinctive en l'autre traduit le besoin de rassembler et représente l'intégration. La méfiance instinctive en l'autre se définit par la nécessité de se tenir à l'écart et représente la marginalité.

Une fois notre survie assurée, nous pouvons exprimer pleinement notre personnalité. C'est le rôle de notre troisième territoire appelé **néolimbique.** Il est composé d'un certain nombre de contenants principalement orientés sur les émotions et le plaisir. Il cherche aussi à nous éviter le déplaisir mais ce faisant, il est très souvent à la source de nos blocages. Ainsi tout ce qui viendrait gêner nos plaisirs serait rejeté par nous. Parmi ses contenants nous retenons les **tempéraments, les caractères positifs et négatifs et les compensations.** Les tempéraments constituent notre énergie primaire et sont à l'origine de notre motivation inconditionnelle. Ils s'expriment par tout ce que nous faisons facilement qui nous ressource et ce peu importe le résultat. C'est le plaisir d'être et de faire (j'aime...). Les caractères positifs constituent notre énergie secondaire. Ils correspondent à la motivation acquise et représentent le plaisir du résultat (c'est important, il faut...). Nous parlerons alors de motivation conditionnelle puisque, contrairement aux tempéraments, leur résistance dans le temps dépendra de l'atteinte du résultat. Mais il semble aussi que lorsque nous voulons à tout prix quelque chose, nous ne supportons pas son contraire. Ainsi, toute personne qui a appris à être efficace (valeur) peut ne pas supporter ce qu'elle appelle « l'inefficacité » (antivaleur). Le rejet de l'inefficacité n'est plus à strictement parler la défense de sa valeur mais le rejet de son antivaleur. Elle sera alors en intolérance sur ce sujet et passera dans une émotion négative source de tension chez elle et envers ceux qui incarnent cette antivaleur. C'est le rejet de ces antivaleurs qui nous empêche d'adopter des comportements différents des nôtres. Nous qualifions nos intolérances de caractères négatifs (je ne supporte pas, ce n'est pas possible de...).

Enfin, les compensations correspondent à une énergie déviée de sa route initiale pour créer l'illusion d'une nouvelle motivation. Elles sont en fait un moyen non conscient de nous redonner certaines permissions. Elles nous donnent beaucoup d'énergie mais sont étroitement liées à un état d'anxiété et masquent la réalité. Il en résulte que ces illusions se terminent le plus souvent en désillusion.

Si ces trois premiers territoires sont importants dans notre mode de fonctionnement, ils nous limitent à nos automatismes. C'est en effet à un quatrième territoire que revient la mission de notre évolution. Nous l'appelons **préfrontal** et il représente notre mode adaptatif. Si nous le possédons tous, au contraire du mode automatique, il n'est pas actif par défaut et il nous revient de le solliciter. Ce territoire est défini autour de six dimensions principales qui sont en nous : la curiosité et l'acceptation pour l'entrée d'information ; la nuance et la relativisation pour le traitement ; la compréhension et l'individualisation pour la sortie. Mais si nous avons l'aptitude à être dans ces six dimensions nous sommes également programmés pour : être routinier, refuser, appauvrir, avoir des certitudes, ne pas nous poser de questions et nous conformer au regard de l'autre. Nous avons donc à notre disposition deux modes de traitement d'information. Un mode automatique dont la mission est de nous rassurer, traiter le connu et rechercher le résultat immédiat. Un mode adaptatif dont le terrain de jeu est l'inconnu, l'incertain et le complexe ce qui nous permettra d'évoluer.

Nos contenants au service de l'audace

Puisqu'ils définissent notre personnalité, nos contenants ont tous une raison d'être et pourraient servir notre audace. Ainsi n'y aurait-il pas des fuites, des luttes et des inhibitions instinctives audacieuses ? Car c'est un fait que dans la fuite il y a la rapidité, que dans la lutte il y a le combat, que dans l'inhibition il y a la disparition. De la même façon n'y aurait-il pas des dominances, des soumissions, des marginalités ou des intégrations audacieuses ? Car dans la dominance il y a la protection, dans la soumission le fait de servir, dans la marginalité l'observation et dans l'intégration le fait de rassembler. Nos contenants correspondent à des scénaristes qui produisent les scénarios à l'origine des trois dimensions clés de notre mode de fonctionnement. La difficulté est que ces scénarios correspondent à ce que nous appelons « la réalité » ou « la vérité ». Il nous est alors difficile d'en sortir. Mais nous pouvons aussi prendre conscience que notre interprétation de la situation en est une parmi tant d'autres. De cette façon, nous ne rejetons pas ce que nos contenants produisent mais nous ne nous laissons pas non plus piéger par eux. C'est certainement la meilleure façon de ne pas nous laisser dominer par nos contenants instinctifs et grégaires, et de ne garder que le positif dans ce qu'ils produisent.

Mais les contenants plus naturellement à la source de notre audace se situent dans le néolimbique et dans le préfrontal. En effet pour avoir de l'audace, il faut libérer l'énergie qui est en nous, ce qui revient à mobiliser nos tempéraments et nos caractères positifs. La compensation, par l'excitation qu'elle crée, peut nous donner toute l'énergie d'être audacieux mais attention à la désillusion. Avoir de l'audace nécessitera aussi le plus souvent de sortir de nos automatismes c'est-à-dire concrètement de penser et d'agir autrement et c'est au territoire préfrontal que revient cette ambitieuse mission.

Voici quelques outils pour réveiller votre énergie positive : prenez le temps de réfléchir à ce que vous aimez, à ce qui vous fait plaisir, à ce qui vous donne de l'énergie et essayez de le définir concrètement. Si cela vous paraît difficile, imaginez que vous pouvez faire ce que vous voulez et qui vous pousse à l'action. Vous faites quoi ? Est-ce que vous voulez savourer le temps présent ? Est-ce que vous avez besoin de réfléchir ? D'être en mouvement ? D'organiser ? De porter un projet collectif ? De vous dépasser ? D'être ensemble ? Ou de vous occuper des autres ? Ce sont quelques pistes de réflexions, il y en a bien d'autres...

Pour que cet exercice marche, il ne doit pas rester qu'intellectuel, il faut au préalable comprendre comment l'énergie se manifeste en vous. Le plus souvent celle-ci se traduit par une dynamique comportementale et nous ressentons comme une intensité et un plaisir à l'action. Nous avons tous des tempéraments et des caractères et ce n'est pas parce qu'ils ne s'expriment pas, qu'ils n'existent pas. En libérant nos tempéraments, nous exprimerons notre passion qui nous permettra de nous réaliser et en libérant nos caractères nous exprimerons notre volonté… Dans la recette de l'audace, ce sont deux ingrédients importants.

Voyons maintenant comment mobiliser le préfrontal pour nous permettre de penser et de faire autrement. Lorsque après avoir bloqué devant une situation, une solution vous est apparue par la suite, vous avez certainement préfrontalisé mais vous l'avez fait sans trop savoir comment. La complexité est une des techniques pour réveiller le préfrontal. Le questionnement exploratoire qui nous met en face de l'incertitude est par nature complexe. En effet si c'est simple ou si nous cherchons à avoir une réponse, nous faisons appel à nos automatismes et nous restons de fait dans notre cadre de référence. Jouer avec les six dimensions du préfrontal constitue une autre technique. En effet, si vous savez donner un sens à la curiosité, à l'acceptation, à la nuance, à la relativisation, à la compréhension et à l'individualisation, vous saurez les déclencher. Vous pouvez aussi vous poser la question si vous êtes assez curieux, si vous acceptez assez, si vous nuancez assez, si vous comprenez assez, si vous vous individualisez assez. Vous pourrez également vous servir des dimensions opposées du mode automatique. Ainsi n'êtes-vous pas dans la routine, le refus, la réduction, les certitudes, l'empirisme et l'image sociale.

Vous pouvez également vous poser des questions qui vont directement réveiller la dimension concernée. Ainsi face à une situation, demandez-vous de quoi est faite cette situation, face à une personne qu'est-ce qui la caractérise ? Face à un événement que vous n'avez pas prévu, posez-vous la question de votre capacité à pouvoir le repousser réellement. Face à un objet, une situation que vous pensez bien connaître, dites-vous : qu'est-ce que cela pourrait être d'autre ? Quelle serait l'interprétation d'une autre personne ? Face à ce que vous estimez certain, posez-vous la question sur quoi reposent véritablement vos certitudes ? Est-ce que vous avez toujours pensé ça ? Est-ce que vous penserez toujours ça ? Face à un événement, posez-vous la question de pourquoi il s'est bien ou mal passé ? Comment saurez-vous le refaire ou l'éviter ? Et face au poids du regard de l'autre, dites-vous : qu'est-ce que j'en pense vraiment ? Qu'est-ce qui est important pour moi ?

L'attitude mentale et la force
de nos évidences

Vous pouvez avoir entre vos mains le meilleur des livres sur l'audace et même celui que vous êtes en train de lire en ce moment ou écouter les plus grands audacieux partager leurs expériences et leurs conseils sans pour autant le devenir. Car nos comportements dépendent du sens que nous donnons aux situations que nous vivons. Les expressions courantes « C'est une question de mental » ou « Tout est dans la tête » expriment parfaitement ce point. Ainsi, pour réellement devenir audacieux, il vous faudra avant tout vous créer une représentation mentale de l'audace et plus exactement de votre audace à vous. Comment ? Rappelez-vous qu'en pensant à un lieu, à un objet ou à une personne, vous créez une image mentale de ce lieu, de cette personne ou de cet objet. Maintenant repensez à votre dernière décision qui a entraîné une action de votre part. Cela peut être l'achat d'un objet, le fait d'appeler ou de rencontrer quelqu'un, le choix d'un voyage ou d'un autre loisir, bref toute situation qui a entraîné une action. Ne cherchez pas forcément une décision importante. Posez-vous maintenant la question de savoir comment vous avez réellement fait pour passer à l'action. Vous constaterez alors certainement que cette action était au final une évidence pour vous. En fait, vous avez su vous créer celle de réaliser cette action. Mais comme nous sommes par construction empirique – le professeur Henri Laborit disait d'ailleurs très justement à ce titre qu'un cerveau ça ne sert pas à penser mais à agir –, vous n'avez pas conscientisé cette évidence et pour vous, vous avez simplement agi. Pour autant c'est bien cette évidence qui a créé un sens à votre future action et qui vous a permis de la réaliser. Si tout être doté d'un cerveau évolué fonctionne de cette façon, au contraire des animaux nous pouvons, nous, en prendre conscience et ainsi capitaliser sur cette ressource pour davantage l'utiliser. Mais si cela peut paraître assez simple de constater, après une action, quelle était notre évidence, cela peut nous sembler plus difficile de le faire pour une action à venir. Mais là encore, notre cerveau nous permet de résoudre cette difficulté. Car il est ainsi construit qu'il ne sait pas faire la différence entre ce que nous appelons la réalité et ce que nous pouvons imaginer. Ne vous est-il pas arrivé de penser à une situation triste et de ressentir une émotion de tristesse ? Ne vous est-il pas non plus arrivé de penser à une situation joyeuse et de ressentir alors une émotion positive ? Et pourtant, si vous n'êtes pas en train de vivre réellement ces situations triste ou joyeuse, ces émotions vous sont bien réelles. C'est en partant de ce constat du fonctionnement de notre cerveau que nous pouvons l'utiliser pour devenir audacieux et ainsi créer une image mentale correspondante. Ainsi, en faisant appel à notre imaginaire et à notre fabuleuse capacité à nous faire un film, nous pouvons nous créer le scénario de notre audace. Certains pourraient alors penser que par cette technique, nous nous rapprochons du « Quand on veut on peut » ou alors de la célèbre méthode Coué. Si cela peut y ressembler, il y a néanmoins des différences importantes. Ainsi le « Quand on veut on peut » sous-entend une démarche d'effort qui ne respecte pas notre fonctionnement initial fondé sur l'énergie positive et le plaisir. Si la méthode Coué semble plus se rapprocher de ce que nous vous proposons, ce qu'elle est devenue aujourd'hui ressemble plus à du conditionnement positif qu'à notre fabuleuse capacité humaine à nous faire et refaire des films, ce que nous faisons tous, tous les jours, sans pour la plupart d'entre nous le savoir. Mais à la décharge d'Émile Coué, il faut remettre cette méthode à son époque où les neurosciences n'existaient pas.

En résumé, faites-vous d'abord une représentation de ce qu'est pour vous l'audace, c'est-à-dire définissez-la concrètement, puis et surtout, faites-vous plaisir en vous imaginant audacieux comme si vous l'étiez déjà, ne vous fixez pas de limite, laissez-vous porter sans censure par la force de votre imaginaire, ne vous préoccupez pas de ce qui est ou n'est pas bien, ce que vous pouvez ou ne pouvez pas faire. Peu à peu, vous constaterez que vous produirez des pensées audacieuses jusqu'à vous créer une évidence de votre audace. Vous le serez alors de plus en plus, normal vous le pensez et vous vous êtes en train de vous l'approprier. Vous serez alors l'acteur de votre film appelé *Audace*.

Les comportements et l'expérimentation

Qu'est-ce qu'un comportement ? C'est tout d'abord, comme nous l'avons déjà dit, la traduction de notre instinct de vie et donc de notre capacité d'action. Il y a vraisemblablement des ressources à notre disposition pour l'audace dans cette capacité. Mais les comportements sont aussi à l'origine des perceptions des autres à notre égard. En effet, toute personne commence par nous décoder consciemment ou inconsciemment au travers de ceux-ci. C'est ce que nous appelons dans le langage courant « l'image » mais qui correspond en fait le plus souvent à la « vérité » de l'autre à notre égard. Ainsi, si nous renvoyons un comportement audacieux, ne peut-on pas créer un effet positif chez notre interlocuteur ? Mais surtout, le comportement est la remarquable possibilité que nous avons d'expérimenter des attitudes qui nous permettent de progresser : l'audace peut en bénéficier. Car c'est par l'expérience qu'une attitude mentale s'installe véritablement.

Ainsi, au-delà de traduire simplement les faits en action, les comportements permettent d'aller beaucoup plus loin dans notre progression. De plus, c'est l'expérience qui déclenche l'émotion indispensable à notre mode de fonctionnement. Nous pouvons également admettre que l'expérience peut à son tour générer une attitude mentale car de par notre construction une action ne peut se faire sans penser. C'est là que l'adage souvent employé pour les jeunes « Il faut qu'ils fassent leur propre expérience » trouve tout son sens. Car aussi intéressant que soit un conseil, il n'en reste pas moins une simple idée. L'expérience, quant à elle, a la force du vécu. Les neurosciences confirment également l'indispensabilité du comportement dans notre évolution. À titre d'exemple et non le moindre, s'il a été longtemps admis que notre cerveau était immuable, les neuroscientifiques et les neuroplasticiens ont prouvé que celui-ci était en constante mutation et que suite à des traumatismes, il pouvait encore évoluer. Il a été ainsi démontré que des personnes victimes d'AVC pouvaient, par des exercices comportementaux spécifiques, développer d'autres connexions neuronales de nature à leur permettre de retrouver l'usage de certains gestes. De même, pour les personnes subissant de sérieux blocages d'apprentissage, des neuroplasticiens ont prouvé qu'il était possible de réactiver les zones neuronales qui ne leur étaient plus accessibles. Ces découvertes sont fondamentales pour comprendre toute l'importance du comportement dans notre mode de fonctionnement. Très concrètement cela revient à dire que si nous adoptons et pratiquons certains comportements, nous développons de fait les connexions neuronales sous-jacentes.

En résumé, nous pouvons considérer que pour vraiment installer des attitudes mentales audacieuses, nous devons pratiquer des comportements d'audace. Mais de la même façon, en pratiquant des comportements audacieux, nous pouvons aussi développer des attitudes mentales d'audace. De plus, nous savons maintenant que les connexions neuronales nécessaires à notre mode de fonctionnement dépendent des comportements que nous adoptons. Ainsi, l'audace de penser et l'audace de faire s'enrichiraient mutuellement. La boucle de l'audace serait ainsi bouclée...

La résolution des blocages

Parmi les blocages possibles pour être audacieux, nous retenons :

Le poids du regard de l'autre

Nous sommes des animaux sociaux et la relation nous est nécessaire pour vivre. C'est pourquoi nous redoutons par nature le rejet social qui peut jusqu'à créer chez nous ce que nous appelons dans les approches neurocognitives « les interdits » et qui sont à l'origine de nos compensations. Mais vivre avec les autres implique aussi leur regard, c'est ce que nous appelons « l'image sociale ». Pour illustrer ce point, imaginez-vous marcher tranquillement sur un trottoir où il y a du monde et que pour une raison diverse, vous tombez. Que ressentez-vous ? Vraisemblablement de la gêne car même si nous concevons que nous pouvons tomber, tout le monde ne tombe pas et celui qui le fait devient ridicule. C'est pourquoi, si le regard de l'autre assure la fonction d'intégration indispensable au fonctionnement de la tribu, poussé à l'extrême il devient facteur d'effacement personnel. Mais s'il ne nous est pas vraiment possible de faire abstraction de l'image sociale, en revanche nous pouvons réveiller notre dimension préfrontale d'individualisation et qui nous permet d'exprimer toute notre personnalité et de nous réaliser. C'est alors que nous pourrons nous libérer du regard de l'autre. L'audace ne saura tarder. Nous avons déjà évoqué dans ce chapitre quelques techniques pour réveiller notre préfrontal. Pour rappel, appliqué à l'individualisation cela revient à se poser des questions comme qu'est-ce que **JE** veux vraiment ? Qu'est-ce que **J'**en pense réellement ? Qu'est-ce qui **ME** semble important ? Qu'est-ce que **JE** dirais ou **JE** ferais si **JE** n'avais pas le poids du regard de l'autre ? Ces questions n'ont pas pour objectif d'apporter forcément une réponse mais de nous permettre de sortir de l'automatisme de l'image sociale et de notre préoccupation d'être parfaitement intégré. Parmi les autres techniques nous pouvons aussi associer des mots-clés ou des synonymes forts à l'individualisation qui seront les déclics pour nous faire passer dans cet état mental. Nous vous proposons : exister, vivre pleinement, s'exprimer, s'affirmer, se développer…

Une autre technique pour réduire l'importance du regard de l'autre serait de nous entraîner à combattre le ridicule. Car au final c'est souvent celui-ci qui censure notre capacité à nous affirmer et certainement à être audacieux. Pour cela nous pouvons adopter des comportements que nous jugeons ridicules mais dont la pratique régulière nous permettra de nous libérer comme une forme de désensibilisation. Commencez donc par de petits comportements que vous estimez ridicules et exposez-vous le plus possible aux yeux des autres. Commencez par des personnes dont l'avis ne sera pas aussi important que les autres.

L'intransigeance de nos valeurs

Comme nous l'avons déjà évoqué nos valeurs peuvent créer une forme de rigidité chez nous. Comprenez par là qu'il nous est difficile d'accepter le contraire de nos valeurs. Si nous l'appliquons à l'audace, nous pouvons considérer que nos intolérances (caractères négatifs) nous empêchent d'adopter les comportements nécessaires à celle-ci. Par exemple, nous avons acquis la valeur du respect et, par éducation, cette valeur est devenue excessive. Elle va donc créer le rejet de tout ce qui n'est pas respectueux à nos yeux et nous ne pourrons pas adopter les comportements qui nous paraîtront irrespectueux. Mais s'il se pose déjà la question de savoir s'ils le sont vraiment, il est vraisemblable que le rejet de l'irrespect peut nous empêcher de nous imposer ou de faire des choses qui ne se font pas d'après notre valeur. En ce sens, notre trop grande valeur du respect nous empêche au final d'être audacieux. Mais au-delà de cet exemple précis, nous partons du principe que les valeurs qui créent chez nous des intolérances peuvent souvent bloquer notre capacité à être audacieux. C'est le cas si nos valeurs nous empêchent de nous mettre en avant, d'attirer l'attention sur nous, de penser principalement à nous, d'être opportuniste, de faire de l'argent, d'être supérieur, d'en vouloir toujours plus, de marquer notre différence... Mais aussi importantes que sont ces résistances, nous savons que nous pouvons les traiter car les valeurs sont acquises et donc négociables.

Nous proposons ici deux techniques qui vont vous permettre de réduire vos intolérances aux antivaleurs. Nous partons du principe qu'une valeur aboutit le plus souvent à une certitude. Nous pouvons ainsi faire appel à la dimension préfrontale de relativisation, c'est-à-dire à notre capacité à remettre en question ce qui nous semble certain et définitif. Prenez n'importe quelle certitude que vous avez, posez-vous la question de savoir sur quoi elle repose vraiment et en quoi vous en êtes aussi sûr. Complétez par les questions : est-ce que vous avez toujours pensé ça ? Et est-ce que vous penserez toujours ça ? Vous ressentirez alors non seulement un doute sur votre certitude mais également comme une prise de distance. Le préfrontal fait son effet.

Vous pouvez aussi compléter cette technique par celle que nous appelons dans les approches neurocognitives « pack-aventure ». Sous la forme d'un tableau, placez à gauche votre valeur, placez à droite votre antivaleur. Cherchez dans un premier temps les avantages de votre valeur. Puis, les inconvénients de l'antivaleur et ensuite les inconvénients de votre valeur. Complétez par la question suivante : en abandonnant ma valeur, qu'est-ce que je perds réellement ? Nous appelons cela « la perte implicite » et qui est souvent la véritable cause de notre blocage. Enfin, trouvez quelques avantages de ce que vous rejetez.

Avantages Valeur	Inconvénients Antivaleur	Inconvénients Valeur	Perte implicite Valeur	Avantages Antivaleur

En faisant cet exercice il est fort probable que vous allez trouver dans chaque colonne des éléments de nature à pondérer votre valeur mais également votre antivaleur. Si ce travail s'est fait essentiellement par la réflexion, ce qu'appellent les approches neurocognitives du contenu, en procédant ainsi nous appuyons sur deux contenants spécifiques au préfrontal que sont la nuance qui nous permet d'enrichir ce que nous pensons et la relativisation que nous avons déjà évoquée dans la technique précédente. Pour que cet exercice donne toute son efficacité, respectez le plus possible son déroulement propice à la relativisation.

Cette deuxième technique s'applique sur toute forme d'intolérance et peut s'aménager en fonction du sujet que nous traitons. Prenons par exemple l'intolérance à l'échec. Ainsi, sur ce thème, nous pouvons en nous inspirant du précédent tableau en faire une version sensiblement différente.

RÉUSSITE			
Avantages	Limites possibles	Votre part de responsabilité	Votre part de chance
ÉCHECS			
Inconvénients	Ce que vous pouvez en tirer de positif	Votre part de responsabilité	Votre part de malchance

Dans les deux situations mettez en évidence ce que vous pouvez en déduire.

Il est fort probable qu'en faisant cet exercice, vous allez relativiser ce que vous avez appelé au départ « l'échec ». Il vous sera alors plus facile de vous tromper et libéré de la peur de ne pas réussir, vous essaierez davantage de chose. N'est-ce pas là une des conditions indispensables pour avoir de l'audace ?

La tension

La tension nous empêche d'avoir accès à nos pleines ressources et constitue par conséquent une gêne à l'audace. En effet, être audacieux nécessite d'avoir accès à tout notre potentiel et de savoir mobiliser l'ensemble de nos ressources. Notre postulat de base est que nous ne sommes jamais aussi performants que lorsque nous sommes détendus et nous confondons très souvent tension et motivation. Parmi les nombreuses explications à la tension, celle qui nous paraît la plus importante est l'exigence ou plus exactement l'incohérence entre nos exigences et nos moyens. Pour baisser cette tension, la technique de la **Pyramide Moyens Exigence** proposée par les approches neurocognitives est particulièrement efficace. Son présupposé est que l'exigence se transforme le plus souvent en intransigeance qui est en fait la cause de notre tension. Sa démarche consiste, dans un premier temps, à voir si nous sommes en mesure d'augmenter nos ressources et ainsi de retrouver le niveau d'aisance nécessaire à l'atteinte de notre objectif. Mais il peut arriver qu'après cette première démarche nous n'ayons toujours pas les moyens de nos exigences. C'est alors que, conscient de notre incohérence, nous sommes maintenant prêts à négocier notre intransigeance déguisée en exigence. Très logiquement, notre niveau de tension baisse et nous nous donnons les moyens d'atteindre véritablement notre objectif audacieux. Un de vos clients vous demande d'intervenir à une conférence vous indiquant qu'il y aura un conférencier surprise. La veille au soir, vous avez l'intuition qu'il faut appeler votre client pour savoir qui sera cet invité surprise qui intervient juste avant vous. Vous apprenez alors que c'est un grand nom du monde du sport. Vous sentez la tension monter. Il vous paraît difficile d'augmenter vos ressources entre le soir et le début de la conférence du lendemain et d'ailleurs est-ce le sujet ? Vous vous sentez peu à peu de plus en plus tendu car vous craignez de ne pas réussir votre intervention. La tension monte encore davantage lorsque vous rejoignez la salle de conférence. Puis l'invité intervient et vous constatez que sa popularité suffit déjà au succès de son intervention. Votre tension est au plus haut et vous vous dites : « Comment vais-je faire pour intéresser les auditeurs ? » Mais c'est à ce moment-là que vous pensez à votre exigence de réussir à tout prix qui entraîne chez vous la peur de ne pas être à la hauteur. Mais au final, si votre client vous a sollicité, c'est qu'à ses yeux vous avez la qualité d'intervenir dans cette conférence. Votre exigence se transforme alors en souhait de partager votre expérience et vous sentez la tension commencer à baisser. Puis, comme par enchantement, qui sera en fait due à la baisse de votre stress, une idée vous vient : mettre cet invité vedette au centre de votre intervention. C'est alors à vous d'intervenir. Vous êtes motivé et vous sentez comme un malin plaisir à proposer quelque chose d'audacieux et qui plaît de suite à vos auditeurs.

La peur du risque

Cette peur peut être un fort blocage à d'audace. Notre rapport aux risques est une autre de nos incohérences humaines car nous voudrions idéalement prendre des décisions sans prendre de risque. C'est une illusion de notre mode de fonctionnement automatique car certains paramètres de notre décision ne dépendent pas de nous. En ce sens, le risque fait partie lui-même du processus de décision. Si l'individualisation préfrontale est là encore la dimension qui peut nous permettre de décider en acceptant le risque inhérent à notre décision, la technique que nous appelons « le pire du pire » est aussi très efficace. Il s'agit de se mettre en situation émotionnelle du pire, c'est-à-dire de faire comme si cette situation était réelle. Cette technique est efficace à double titre. D'une part, en vivant le pire vous vous préparez à trouver une solution à la situation, ce qui baisse déjà votre tension. D'autre part, comme le pire du pire n'est jamais certain, il est vraisemblable que la situation réelle sera plus facile à traiter. Une fois libéré de la peur du risque, vous serez plus léger et plus enclin à l'audace.

La confiance en soi

Nous pensons que par sa complexité, la confiance en soi n'est pas un sujet que nous pouvons travailler directement. C'est pourquoi nous la considérons comme un objectif ou comme un indicateur. Et hormis la confiance instinctive en soi qui pour nous correspond plus à de la dominance, elle ne se décrète pas. De plus, s'il semble logique que c'est grâce à elle que nous pouvons faire preuve d'audace, c'est le plus souvent par la réussite de nos actions que nous pouvons l'acquérir. Ainsi, si un manque d'audace peut traduire un manque de confiance en soi, un peu d'audace pourra aussi en amener. Nous pensons qu'une des meilleures façons de développer la confiance en soi est de faire appel à la dimension préfrontale qu'est l'individualisation. En effet, exprimer pleinement ce que nous sommes en est une des clés. Le fait de se mettre en situation de vivre des petits succès au quotidien est également efficace. Apprécier ce que nous faisons aide aussi à la développer. Apprendre à s'apprécier soi serait le top.

Il y a bien entendu pleins d'autres raisons possibles qui peuvent nous empêcher d'être audacieux, comme par exemple le fait de penser que nous ne sommes pas audacieux ou que nous ne pouvons pas le devenir. Ces raisons nous semblent possibles d'être regroupées dans deux grandes familles. Celles qui pourront être apparentées à des certitudes (je ne peux pas être audacieux...) et celles qui relèvent de notre absence de cadre de référence à l'audace. Nous pouvons traiter nos certitudes en les relativisant par notre aptitude préfrontale à la remise en question ou par le pack-aventure que nous avons déjà abordé. Pour tout ce qui est relatif à l'absence de cadre de référence à l'audace, le livre que vous avez entre les mains ainsi que tout ce qui sera de nature à enrichir votre perception de l'audace, vous permettront de contourner cet obstacle.

Notre changement

Si nous sommes convaincus que chacun d'entre nous peut devenir audacieux, « parler » d'audace ne peut se faire pour nous sans évoquer le changement. Car si pour être audacieux, il nous faut mobiliser notre énergie et faire preuve de créativité, pour y arriver nous devrons au préalable certainement changer des « choses » chez nous. Mais encore faut-il accepter l'idée que nous pouvons changer. Notre conviction sur ce sujet est que l'Homme est prédisposé à s'adapter. Par s'adapter, nous entendons évoluer et ne pas simplement s'ajuster. L'évolution correspond, en psychologie cognitive, à l'accommodation c'est-à-dire à la capacité à intégrer de l'information pour nous remettre en question. Et nous pensons que la très courante expression « Chasser le naturel et il revient au galop » ne démontre pas que nous ne pouvons pas changer mais que nous ne savons pas le faire. C'est pourquoi, il est important de définir ce que nous pouvons changer et comment.

Si nous ne pouvons pas changer ce que nous appelons « notre personnalité », nous pouvons changer nos perceptions, nos comportements et nos émotions. La prise de recul, notre capacité préfrontale et la gestion de nos contenants nous permettent de le faire.

Nous définissons la prise de recul comme la capacité à ne pas nous laisser piéger par nos contenants c'est-à-dire à considérer que les scénarios qu'ils produisent ne sont qu'une des interprétations possibles de nos événements. C'est cette prise de recul qui nous permettra de prendre de la distance sur nos automatismes et d'agir différemment. Notre prise de recul dépend du contenant préfrontal dont l'autre mission est notre évolution. Et si nous le possédons tous, il nous revient pour évoluer de le déclencher. Nous avons la conviction qu'en sachant le déclencher, nous créons les conditions de notre évolution, c'est-à-dire de sortir de nos automatismes qui bien qu'indispensables à notre vie, nous limitent aussi à nos habitudes.

Mais si la connaissance de notre préfrontal est importante pour changer, celle de nos autres contenants nous semble également primordiale. Nous vous proposons de reprendre notre écrit sur les approches neurocognitives et comportementales pour mieux les connaître. Nous nous limiterons ici à rappeler que les contenants sont les éléments structurants de notre personnalité et qu'ils sont à l'origine de nos états mentaux. En mobilisant nos tempéraments et nos caractères positifs, nous créerons des attitudes mentales, des ressentis et des comportements de plaisir facilitateurs d'audace. En sollicitant notre contenant préfrontal, nous serons dans une attitude mentale sereine qui nous fera adopter des comportements adaptés à nos objectifs audacieux.

Deux autres points nous semblent importants à aborder quant au changement : l'ici et le maintenant, et la contextualisation de nos ressources.

La seule unité de temps dans laquelle nous vivons est le présent. C'est donc uniquement dans cette unité que nous pouvons agir et changer. En effet, tout aussi important que soit le passé dans notre histoire, ce n'est pas un temps d'action et il correspond au présent d'hier. De même, tout aussi important qu'est le futur pour nous réaliser, celui-ci n'est pas encore un temps d'action et il sera le présent de demain. En ce sens, si nous admettons que pour être audacieux il nous faut changer, nous ne pouvons que privilégier le moment présent. Ainsi, ne repoussez pas l'audace à demain dans une vague illusion qu'un jour vous le serez peut-être : soyez-le immédiatement et vivez pleinement !

Enfin, nous avons acquis de notre grande expérience de l'accompagnement que nous avons les ressources pour nous développer. Mais le plus souvent, nous les contextualisons et les limitons à un domaine de notre activité. À titre d'exemple, il arrive que des personnes qui ont de solides capacités commerciales, aient plus de difficultés dans les relations internes à l'entreprise. En effet, avec l'évidence pour elles que le client est important, elles savent faire ce qu'il faut pour créer une relation efficace. En revanche, par la perception que leurs collaborateurs ne sont pas aussi importants, elles perdent leur efficacité relationnelle. Cette attitude est naturelle chez nous et pour la dépasser il nous faut arrêter de croire que les situations sont si différentes entre elles. Appliquée à l'audace, n'aurions-nous pas cette facilité à ignorer certaines actions audacieuses que nous avons pu faire mais qui tellement évidentes pour nous, ne sont plus considérées comme telles. Il suffirait alors d'y repenser pour reconnaître cette partie audacieuse qui est en nous et qui pourrait alors beaucoup plus s'exprimer dans d'autres situations de vie, au final pas si différentes des autres.

LES POINTS CLÉS DE L'AUDACE

1 Vous êtes aussi audacieux que n'importe qui si – et seulement si – vous compensez votre manque de pratique par un entraînement quotidien, comme un sportif de haut niveau.

2 Quelle que soit votre motivation à faire preuve d'audace, vous ne récolterez que des satisfactions, ne serait-ce que par le simple fait de mettre du piment dans votre vie quotidienne.

3 Il n'y a pas de plus grande joie que de passer du regret de ne pas avoir essayé, à la satisfaction d'être allé au bout de vos idées, en adéquation avec vos passions et/ou vos talents.

4 L'estime de soi n'étant pas indépendante de l'environnement dans lequel vous évoluez, il n'est pas interdit d'acquérir une image dynamique auprès de votre famille, de vos amis, de vos relations professionnelles...

5 Développez votre capacité adaptative à la curiosité.

6 À chaque situation nouvelle, posez-vous la question : qu'est-ce que j'en pense vraiment ? Qu'est-ce qui est important pour moi ? Qu'est-ce que je veux vraiment ? Utilisez des « je » et pas des « on ».

7 Affranchissez-vous du regard de l'autre, qui est intéressant mais pas capital ; éloignez-vous de toute dépendance externe.

8 Faites comme si ça allait marcher ; considérez les obstacles comme des pauses pour rebondir ; acceptez l'échec car l'audace ne peut pas réussir à tous les coups, mais maintenez-la vivante et intacte.

9 Interdisez-vous l'utilisation du conditionnel passé.

10 Prenez l'audace comme un jeu car c'est sympathique d'essayer. Cela vous permet en outre de vous éloigner de la routine ennuyeuse.

11 Utilisez chaque sujet, chaque opportunité, chaque conversation comme support d'audace.

12 Comptez sur le manque de réactivité des autres, leur absence de repartie, leur habitude des sentiers battus… pour prendre ou conserver l'initiative.

13 Visez toujours un degré au-dessus du politiquement correct.

14 Utilisez l'audace comme un outil de négociation en changeant réguliè-rement de supports.

15 Adoptez une stratégie de l'audace : ajouter l'option audace pour faire différent de ce à quoi les autres s'attendent ; surprenez !

16 Mettez-vous en situation. : soyez disponible mentalement ; entou-rez-vous d'audacieux et suivez-les.

17 Identifiez et évitez les relations toxiques qui vous découragent et vous tirent vers le fond par jalousie ou par leur incapacité à faire autrement.

18 L'audace appliquée à un domaine qui vous convient vraiment ne vous fatiguera pas car elle consommera très peu de votre énergie.

CONCLUSION

« Draghi, Podemos, Junker : l'audace, c'est maintenant ! »
Couverture de *L'Expansion* de mars 2015

« La misère, c'est regarder passer la vie et ne pas être dedans. »
Maryvonne Caillaux.

Nous espérons vous avoir convaincu que l'audace était à votre portée, qu'elle pouvait non seulement être sollicitée mais également développée jusqu'au niveau qui vous correspond vraiment.

Ce que vous allez constater progressivement, c'est que vos capacités de leader vont se décupler au point de vous voir confier des missions et des projets mobilisateurs qui renforceront à leur tour votre *estime de vous* et votre *confiance en vous*.

Et maintenant ? Eh bien, il y a des bonnes et des mauvaises nouvelles…

D'abord les mauvaises nouvelles : votre période active s'étend sur un maximum de 900 mois. Non seulement ce n'est pas beaucoup, mais surtout cela passe très vite…

En effet, la transition du futur (il faudrait que je…) vers le passé (il aurait fallu que je…) est à peine perceptible et, surtout, elle est irréversible.

Heureusement, il y a les bonnes nouvelles ! L'avenir est à vous au sens littéral : il sera ce que vous en ferez, à moins de le regarder passer devant vous comme un témoin statique.

Vous trouvez cela dur ? Pas tellement… Le temps presse.

Alors, relisez ce livre, prenez des notes, appliquez toutes les techniques proposées, tranquillement, à votre rythme.

Entraînez-vous, apprenez à affronter et à vaincre de nouveaux obstacles à chaque fois plus hauts, plus nobles, plus passionnants.

Et, surtout, refusez l'échec. On dit que la vie est la seule expérience dont on ne sorte pas vivant… Alors essayez toutes les autres !

En fait, ce qui est captivant, c'est de réaliser que les possibilités d'audace sont illimitées, car l'audace est essentiellement un processus de créativité, d'imagination et d'innovation.

Mais restez humble : l'audace érigée en *tremplin à ego* est très mal vue en France ; au mieux cela agace, et au pire cela attise les convoitises, les jalousies et les critiques, si l'on n'a pas le triomphe modeste…

Nous ne pouvons que vous inciter à vous approprier l'équation que nous avons conçue pour vous donner les réflexes nécessaires pour faire preuve d'audace :

$$\text{AUDACE} = > (\text{dépassement}) + ? (\text{ambition}) + \# (\text{différence})$$

Une dernière question : votre potentiel d'audace a-t-il évolué entre le début du livre et maintenant ?

OUI – Trop tôt pour le dire – NON

Enfin, n'oubliez pas que la France c'est d'abord vous… Et elle a besoin plus que jamais de votre contribution, de votre créativité, de votre imagination, de votre enthousiasme… Lorsque l'on observe le nombre et la qualité de nos réalisations passées et actuelles dans tous les domaines scientifiques, sportifs, médicaux et industriels, nous pouvons être fiers de l'audace à la française !

Nous espérons maintenant vous avoir convaincu que dans la vie il suffit de penser que c'est possible pour que cela le devienne et, comme disent nos amis anglais, « *Believe you can and you are halfway there*[1]… ».

Alors, bon courage et faites-nous part de vos nouveaux exploits audacieux…

---

[1] Soyez convaincu que vous le pouvez, et vous avez fait la moitié du chemin…

ÉPILOGUE

> *« Mes parents m'ont élevée dans l'idée que tout m'était ouvert »*
> Hillary Clinton[1].

Et nos enfants dans tout cela ?

Cet épilogue vous est proposé dans le but de compléter et de renforcer l'éducation de vos enfants, de nos enfants, afin de les préparer à l'avenir dans les meilleures conditions possibles, en regard de la compétition qui s'annonce rude parmi les 7 – et bientôt 10 – milliards d'habitants de notre planète.

Il faut donc combler le retard français en termes d'audace : nous sommes classés huitième en tant que pays audacieux parmi les pays du G20, loin derrière les États-Unis (sept fois plus audacieux), le Canada et l'Allemagne (trois fois plus audacieux)...

Nous avons donc un rôle à jouer envers la génération future. En effet, l'augmentation démographique exponentielle amplifiée par la limitation des ressources naturelles va nécessiter des attitudes beaucoup plus audacieuses pour survivre que celles dont nous faisons preuve actuellement.

Il ne sera plus question de laisser passer des opportunités en nous disant – à tort – que nous aurons bien le temps de nous rattraper plus tard ! Et si nos enfants seront probablement plus audacieux que nous, le seront-ils suffisamment ?

Quel est alors notre rôle dans ce contexte ? Il tient en sept points principaux :

1. Laisser nos enfants faire des expériences ayant peu de chances de réussir, mais formatrices pour eux. Concrètement, remplacer le traditionnel : « N'essaie pas, cela ne marchera pas » par « Vas-y, entraîne-toi, mais ne sois pas déçu si cela ne marche pas ». Il s'agit là d'une approche diamétralement opposée à notre style éducatif habituel. S'éloigner du syndrome des *Helicopter Parents*[2], cher à tellement de parents protecteurs qui retardent

---

1 *Le Figaro* du 13 avril 2015.

2 Il s'agit de parents qui surveillent en permanence leurs enfants, comme un hélicoptère survolant une zone de danger.

inconsciemment la maturité de leurs enfants. Ceux-ci sont attirés par la limite du faisable : à nous de sélectionner les domaines dans lesquels ils peuvent se tester.

2. Les encourager à raisonner en termes de ratio audace/risque : « Quelles sont les options qui s'offrent à toi, de la moins audacieuse à la plus audacieuse ? Et quels sont les risques croissants qui y sont attachés ? »

3. Solliciter leur capacité de réflexion sur tous les sujets, qu'ils soient compétents ou pas dans les domaines abordés. C'est dans l'art du questionnement que l'on peut les aider à réfléchir afin d'approcher une solution dans chaque situation.

4. Solliciter très tôt leurs facultés de créativité, d'innovation et d'imagination en leur soumettant des cas réels pour tester leurs idées, en les formant à penser que rien n'est figé, que tout peut être amélioré, et que si ce n'est pas eux qui le font, d'autres le feront à leur place.

Les faire parler : « Qu'en penses-tu ? », « Que proposes-tu ? », « Comment t'y prendrais-tu pour résoudre ce problème ? »

5. Leur inculquer les principes développés dans ce livre en leur démontrant que l'audace fait partie des aspects les plus nobles de l'individualité dans un monde où un nouveau mode aseptisé de vie « ensemble » est devenue la norme privilégiée, sinon imposée, par nos dirigeants de tout poil...

6. Compenser l'incitation à la passivité dans la plupart des écoles, que ce soit pour des raisons de tranquillité de la part des enseignants ou par idéologie. Pour preuve de cet état de fait, seuls 5 % de Français considèrent que l'on favorise l'audace à l'école, alors que 59 % pensent qu'on la freine : absence de travaux en groupe, méthode verticale de l'enseignement, moindre valorisation de la prise de parole en public...

7. Renverser la tendance à la sinistrose, chère à notre pays...

Chiffres
64 % des Français pensent que l'on manque d'audace en France ; et que de toute façon l'audace est quelque chose qui n'est pas valorisé...

Il vous appartient donc de participer au renversement de cet état d'esprit peu dynamisant et mobilisateur, en faisant preuve devant vos enfants de fierté sur notre passé, d'enthousiasme concernant le présent, et d'espoir dans l'avenir.

BIBLIOGRAPHIE

Étude Ipsos sur l'audace – 2014.

L'estime de soi – Dossier Christus n° 232.

Bono Edward de, *Lateral thinking for managament*, Penguin Books.

Demarquet Frédéric, *Et si j'osais*, Eyrolles.

Famery Sarah, *Avoir confiance en soi*, Eyrolles.

Fradin Jacques, *L'intelligence du stress*, Eyrolles.

Fradin Jacques, *Manager selon les personnalités*, Eyrolles.

Gounelle Laurent, *L'homme qui voulait être heureux*, Pocket.

Grosjean Daniel & Sauzè Jean-Paul de, *Trouver la force d'oser*, InterÉditions.

Mispoulet Pauline, *Énergie et Prospérité*, Les Petits Matins.

Mongin Pierre, Tognini Franck, *Petit manuel d'intelligence économique*, Dunod.

Orizet Jean, *Le petit livre des pensées les plus drôles*, Le Cherche-Midi.

Wiseman Richard, *Comment mettre la chance de votre côté*, InterÉditions.

QUELQUES FILMS D'AUDACE

Gladiator : l'audace d'un général pour lutter contre l'injustice de l'empereur qui a fait assassiner sa famille.

L'échange : l'audace d'un agent d'assurance pour délivrer un otage en Amérique du Sud.

Les canons de Navarone : l'audace d'un commando pour détruire une batterie de canons qui contrôlent le passage de leur flotte.

Quand les aigles attaquent : l'audace de deux hommes pour récupérer un prestigieux prisonnier dans une forteresse allemande.

Le dernier château : l'audace d'un général prisonnier dans un établissement pénitentiaire dirigé par un sadique.

The Shawshank Redemption : l'audace d'un prisonnier pour s'échapper.

Les dents de la mer : l'audace d'un policier pour anéantir un grand requin blanc, tueur de plusieurs nageurs.

Duel : l'audace d'un automobiliste timide pour éliminer un camion conduit par un acharné qui veut sa perte.

The Rock : l'audace de deux hommes chargés de sauver San Francisco d'un groupe d'anciens militaires revanchards.

Les ailes de l'enfer : l'audace d'un militaire pour stopper un avion aux mains de prisonniers fanatiques.

Out of Africa : l'audace d'une femme seule en Afrique dans une colonie anglaise où seuls les hommes ont le droit d'exister.

La rançon : l'audace d'un père pour sauver son enfant enlevé pour rançon.

Erin Brokovitch : l'audace d'une femme seule pour lutter contre une entreprise pollueuse dans sa région.

Patriot : l'audace d'un père pacifique déterminé à venger ses fils des meurtres commis par un général anglais.

Rob Roy : l'audace d'un Écossais luttant pour sa liberté, au moment de la domination sanguinaire des Anglais.

Mon oncle d'Amérique : l'audace de nous représenter en rats pour expliquer nos comportements instinctifs.

Aviator : l'audace d'un homme d'affaires attaqué de toutes parts par ses concurrents.

Argo : l'audace d'un journaliste déterminé à extraire des otages d'un pays totalitaire.

The Kingdom : l'audace d'un commando « officieux » déterminé à retrouver les assassins d'une colonie américaine en Arabie Saoudite.

Quelques westerns d'audace

Les 7 mercenaires : l'audace des habitants d'un petit village mexicain martyrisé par un groupe de profiteurs.

Il était une fois dans l'Ouest : l'audace d'une femme – dont le mari a été assassiné – pour faire sa place dans une région de pionniers.

Danse avec les loups : l'audace d'un soldat voulant sauver une tribu indienne.

La poursuite infernale : l'audace d'un jeune cow-boy pour sauver une diligence attaquée par les Indiens.

Impitoyable : l'audace d'un ex-tueur pour venger son ami assassiné par le shérif d'une ville de l'Ouest.

Le train sifflera trois fois : l'audace d'un shérif pour sauver sa ville seul devant des assassins revanchards.

3 h 10 pour Yuma : l'audace d'un fermier de l'Ouest ruiné pour toucher une prime en mettant dans un train un prisonnier particulièrement dangereux.

True Grit : l'audace d'une adolescente déterminée à retrouver l'assassin de son père.

À PROPOS DES AUTEURS

Didier Durandy, formation en Maths, Commerce et Économie, est rentré dans la banque internationale à Paris, Madrid, Londres et New York. Puis il s'est lancé dans le conseil en management en créant Grant Alexander Ltd à Londres. Après avoir traité des missions dans 23 pays, il s'est consacré au **coaching en audace** afin d'encourager les 300 personnes qu'il a accompagnées à reprendre le contrôle de leur destinée.

Pascal Vancutsem, après avoir été financier et consultant en recrutement, il crée Coaching et Performance à 36 ans avec la volonté de devenir un des spécialistes français de l'accompagnement individuel de managers et de dirigeants. Sans expérience de cette activité, il l'exerce dès 1998 à 100 % de son temps. En 2008, il se rapproche du courant neurocognitif pour aller plus loin dans la progression de ses clients.

Ancien professeur de lettres, **Renaud Thomazo** est historien, collaborateur régulier des éditions Larousse où il a fait paraître de nombreux ouvrages. Il y anime la collection « Les documents de l'Histoire », s'attachant à mettre l'Histoire de France à la portée du grand public. Sa passion pour la vulgarisation l'amène à une réflexion toujours renouvelée sur les manières, bonnes ou mauvaises, d'enseigner l'Histoire.